CHOLÉRA DE TOULON.

APPRÉCIATION DE SES CAUSES,

MOYENS D'EN ATTÉNUER LES FUNESTES EFFETS.

Toulon. — Imprimerie de L. Laurent, sur le Port et
rue d'Orléans, 4.

CHOLÉRA

DE TOULON.

APPRÉCIATION DES CAUSES

QUI LE RENDIRENT SI TERRIBLE,

ET

MOYENS D'EN ATTÉNUER LES FUNESTES EFFETS

EN CAS DE RÉAPPARITION,

Par M. MARTINENQ, docteur en médecine, ex-chirurgien de marine de 1re classe, membre de la Légion-d'Honneur.

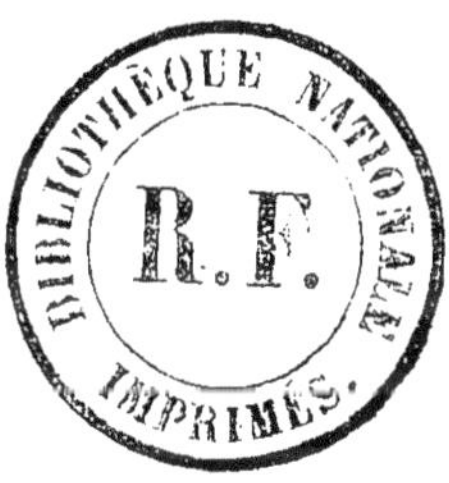

TOULON,

L. LAURENT, libraire, sur le Port,

PARIS,

J. B. BAILLIÈRE, libraire, rue de l'école de médecine, 17.

1848.

EPIGRAPHE.

« C'est une vérité de tous les temps, de tous les lieux, une vérité qu'il faut répéter sans cesse, parceque sans cesse on l'oublie : il existe entre l'homme et tout ce qui l'entoure, *des secrets liens, de mystérieux rapports* dont l'influence sur lui est continuelle et profonde. Favorable, cette influence ajoute à ses forces morales et physiques, elle les développe, et les conserve : *nuisible, alors elle les altère, les anéantit et les tue.* »

(Rapport sur la marche et les effets du choléra dans Paris et le département de la Seine, 1832.)

AVANT-PROPOS.

« Ce mémoire, consacré à l'étiologie, est ac-
» compagné d'excellents préceptes hygiéniques,
» et d'une série de notes, qu'en raison de leur
» étendue, il est impossible d'analyser pour en
» rendre compte à une académie. Lorsqne M.
» Martinenq le livrera à la publicité, *et nous l'y*
» *engageons*, ces notes trouveront leur place.

....

....

» Nous prions l'académie :

» 1° De déposer honorablement dans ses ar-
» chives le mémoire de M. Martinenq :

» 2° D'adresser à ce confrère une lettre de re-
» mercîments :

» 3° Et de l'inscrire sur la liste des candidats
» au titre de correspondant. »

(Extrait du rapport de MM. Piorry, Cloquet et Bally, fait à l'Académie Royale de Médecine, dans sa séance du 28 juillet 1846. *Bulletins de l'Académie*; août 1846.)

Cette appréciation encourageante, jointe à

l'opinion, née en moi, pendant la position exceptionnelle dans laquelle il m'a été donné d'observer le choléra de Toulon, *que la cause efficiente de cette maladie n'avait pas assez d'énergie par elle seule, dans cette localité du moins, pour occasionner la mort;* cette appréciation, dis-je, et cette opinion, unies à la conviction que ce fléau dévastateur n'a point dit adieu pour toujours à nos contrées européennes, puisqu'il n'a pas cessé de sévir en Asie, et dans des pays où ordinairement il ne régnait pas; puisque nous le voyons, depuis peu, s'approcher de l'Europe, se montrer, en 1846 à Damas, à Alep, etc., et dans les lieux voisins de la mer Noire; puisque, dans cette même année, des cas non équivoques ont été observés à *Londres*, *Cherbourg*, *Paris*, *Toulon* même; puisqu'en cette année 1847, on a eu la fâcheuse certitude qu'il avait envahi plusieurs villes de la Russie, qu'il sévissait à Odessa, Moscou, Trébisonde; puisqu'enfin les lois de l'hygiène publique, dont l'inexécution constitue, selon moi, tout le danger des grandes épidémies en général et du choléra en particulier, ne sont pas mieux observées aujourd'hui qu'avant l'apparition de ce mal terrifiant; ces différentes raisons réunies me décident à faire imprimer ce mémoire qui peut servir à fixer les idées sur le degré de puissance de la cause prochaine de l'épidémie, sur celui des causes locales ou individuelles, et sur les moyens à employer non pour guérir toujours un mal inguérissable à certaine nuance de développement, mais pour le prévenir ou le rendre au moins assez peu intense pour pouvoir être traité et guéri comme toute autre maladie non essentiellement et fatalement mortelle.

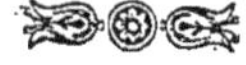

CHOLÉRA DE TOULON.

PREMIÈRE PARTIE.

§ 1er.

Après avoir, comme le recommande Zimmermann, beaucoup lu et observé avant de raisonner, beaucoup raisonné avant d'écrire, beaucoup écrit ensuite pour commenter les faits et les ouvrages publiés sur la matière, afin de me faire une opinion sur la terrible maladie qui apparut naguère en Europe, et qui la décima si épouvantablement, je suis arrivé, comme tant d'autres, à être forcé d'avouer que la cause du choléra est inconnue, aussi bien que son siége et sa nature; que sa thérapeutique manque, par conséquent, de bases certaines ou suffisantes, et que le choléra indien, le sporadique et l'épidémique, ne sauraient être regardés comme une seule et même maladie; à moins cependant qu'on ne considère ces trois formes diverses comme le résultat de degrés différents dans la lésion organique, inconnue, qui en fait le fonds : opinion qui n'est pas dépourvue de vraisemblance, et qui mérite d'être discutée. (*Voir la note* A.)

Quoi qu'il en soit, ne reste-t-il plus rien à faire pour les médecins, lorsqu'un effet pathologique n'a pu être connu dans sa cause et dans son essence ? Je ne le pense pas, et, dans ce cas, je crois qu'il est de leur devoir d'imiter les physiciens, quand ces derniers veulent remonter des effets aux causes, du connu à l'inconnu, des faits aux lois qui les produisent; ils doivent observer ces faits, constater les circonstances qui les accompagnent, et déduire de leur rapprochement des formules qui, n'étant que l'expression de ce qui est, puissent au moins faire apprécier les moyens à employer pour empêcher, comme pour favoriser l'accomplissement de ces faits. En d'autres termes, je crois que, sans renoncer aux recherches et aux études qui doivent conduire un jour à la complète connaissance de l'X appelé *choléra épidémique*, il est urgent de constater les circonstances qui ont précédé, accompagné ou suivi l'épidémie cholérique, dans les différentes localités, afin de pouvoir, faute de mieux, en déduire au moins les moyens à employer pour prévenir le mal, ou le rendre moins dévastateur une fois déclaré.

Une position exceptionnelle fortuite, pendant l'épidémie de Toulon, m'ayant mis à même d'apprécier le degré d'activité de la cause générale du choléra, *s'il en existe une*, ainsi que l'importance des causes locales et des prédispositions, je crois devoir faire connaître ma façon de penser, motivée sur les faits observés par moi et leurs circonstances, afin d'aider à connaître ce qui, du problème cholérique, peut l'être pour la science humaine.

Cette opinion, du reste, doit rassurer les populations, en leur donnant une idée réelle du degré de puissance de leur ennemi secret, et leur dévoiler les procédés d'hygiène publique et particulière à employer, pour être moins accessible à son influence.

J'entre en matière.

En 1835, j'étais chirurgien-major du vaisseau la *Ville-de-Marseille.* Nous revenions du Levant, et le 29 juin nous jetâmes l'ancre à Toulon. Depuis une semaine environ, le choléra avait envahi la ville; il se montrait par des cas isolés, peu nombreux. Mais, à partir du 1er juillet jusqu'au 18, l'épidémie sévit sur l'ensemble de la population avec une énergie extraordinaire. Après le 18, la période ascendante cessa, et de cette époque à la fin d'août, la maladie fût en diminuant d'intensité, et un peu de gravité. La période ascendante fut assez courte, à cause, sans doute, de l'émigration, qui devint tellement considérable, que, de 44,000 habitants, il n'en resta guère que 6 ou 8,000. (*Note* G.)

Pendant cet espace de temps, du 1er au 18 juillet, 600 hommes environ, formant l'équipage du vaisseau, renfermés dans un local relativement trop petit, étaient en quarantaine à deux ou trois milles au plus de Toulon. Ils communiquaient même souvent, par des canots, avec la ville infectée. Les matelots descendaient tous les jours au *Lazareth*, et là, ils buvaient et mangeaient outre mesure, comme font tous ceux de leurs semblables qui, après une longue campagne, de fréquentes privations, et l'usage de mauvais aliments, peuvent se laisser aller à l'impression de leurs goûts, de leurs besoins et de leurs organes. Eh bien! malgré cela, et pendant qu'à deux ou trois milles de nous il y avait autant de morts que de malades sérieusement atteints, et presque autant de malades que d'habitants, personne dans le vaisseau, à part deux exceptions remarquables dont je parlerai bientôt, personne ne fut malade, ou dangereusement attaqué, et ne mourut!!! Nous étions cependant, et sans nul doute, tout comme à Toulon, sous l'action de la *cause générale atmosphérique inconnue* qui produit le choléra, s'il en existe une? Car comment comprendre qu'une cause dite générale puisse agir sur un point avec autant d'intensité qu'à Toulon, et ne pas faire sentir sa puissance à deux milles de là?.... Elle ne mériterait plus cette épithète, et elle rentrerait dans la classe des locales, celle qui limiterait ainsi son influence.

Non-seulement nous subissions donc l'influence de cette cause générale et inconnue, de ce *quid diabolicum* qui échappe même aux procédés endiométriques les plus parfaits, mais nous ressentions bien mieux que dans la ville l'action des vicissitudes atmosphériques sensibles, auxquelles, en désespoir de cause, on a cru pouvoir attribuer les accidents cholériques. Je veux parler des *vents*, du *froid*, de l'*humidité* et des *brouillards* (1).

On ne saurait le révoquer en doute, quant aux *vents* et à l'*humidité*. Tout le monde comprendra facilement, en effet, que ces deux conditions de l'air sont plus éner-

(1) Ce que je dis ici du vaisseau doit s'entendre aussi de la frégate l'*Artémise*, en quarantaine comme nous, comme nous venant de la station du Levant, et arrivée en même temps que nous. Elle aussi n'eût point de cholériques.

giquement senties à bord d'un navire, et au milieu de la mer, que dans une ville close. Il en est de même du froid. Certainement, si le froid et l'humidité avaient été les seules causes essentielles du choléra, aucun des hommes de l'équipage n'aurait manqué d'être atteint, attendu la mauvaise hygiène suivie à bord des bâtiments en général, laquelle perpétue dans leur intérieur une humidité beaucoup plus forte que celle de l'air ambiant..... Pour les brouillards, nous pouvons assurer que ceux qui existaient alors à Toulon venaient de la mer; qu'ils entraient tous les matins, et quelquefois le soir, dans la rade, par son ouverture et par la langue de sable qui unit la presqu'île de *Sepet* au continent, c'est-à-dire par deux points opposés au milieu desquels nous nous trouvions; que nous en étions enveloppés avant les habitants de la terre, et qne nous en subissions l'action plns tôt et plus longtemps qu'eux. Eh bien! je le répète, pendant qu'on mourait à Toulon avec une rapidité désespérante, nous n'eûmes, malgré la peur de quelqnes-uns, que deux atteintes légères à bord du vaisseau, bien qu'elles eussent le caractère de l'épidémie régnante.

D'où provenait donc une différence aussi tranchée, et dont je fus vivement frappé ?...... (*note* H.) C'est ce que nous nous efforcerons de découvrir, lorsque nous aurons parlé des causes locales qui existaient à Toulon, et non à bord des bâtiments en rade, ou en quarantaine. Pour le moment, constatons, sinon comme causes générales absolues, du moins comme causes concomitantes secondaires, adjuvantes de la principale inconnue, les divers états dn milieu qui nous enveloppait, et qui, n'étant pas ceux dont il est ordinairement pourvu à Toulon, doivent raisonnablement ne pas être négligés dans l'appréciation des conditions favorables au développement de la maladie cholérique, puisque leur existence a coincidé avec celle de l'épidémie, qu'elle l'a précédée, et qu'elle a diminué avec elle.

Le vent prédominant, avant, pendant et après l'épidémie, a été le vent d'Est. C'est ordinairement le vent d'Ouest ou le Nord-Ouest (mistral) qui règne en Provence, à Marseille, et à Toulon surtout, au moins neuf mois de l'année. En 1835, au contraire, les rôles étaient changés, depuis longtemps du reste, et le vent d'Ouest ne revenait que rarement, et à des intervalles plus grands qu'à l'ordinaire. Le vent d'Est régnant était frais, humide, même froid, puisque, pendant tout l'été, on pût, et il fallut s'habiller comme en hiver, sans en être incommodé, quoique par une latitude d'un peu plus de 43° N., et dans une contrée où la température de juillet est ordinairement très élevée. J'ai cru remarquer que la fraîcheur sentie ne trouvait pas sa raison d'être dans l'échelle du thermomètre, et je crois que les degrés donnés par cet instrument feraient supposer aujourd'hui moins de fraîcheur qu'on n'en ressentait effectivement alors. Ainsi, par exemple, pendant que du 1er au 18 juillet le thermomètre marquait une température moyenne de 23° cent., on éprouvait un sentiment de fraîcheur, et on sentait le besoin de se couvrir, comme si cet indicateur eût fait penser à une température beaucoup plus basse.

L'humidité était, sans doute, la principale cause de cet effet; aussi, était-elle beaucoup plus considérable que de coutume, et cela, à cause de la prédominance du vent d'Est, qui ramène toujours chez nous cet état de l'air, et de l'existence presque journalière des brouillards, dont nous avons déjà parlé, météores épais, blanchâtres, venant du large, ne disparaissant parfois quelques heures après midi que pour reparaître le soir et persister toute la nuit.

Ces brouillards étaient inodores pour nous, tandis qu'à terre, on s'est accordé pour dire qu'ils répandaient, à leur arrivée, une odeur particulière et désagréable qui les fit généralement regarder comme la cause principale de la maladie. Comme je suis bien certain qu'ils n'avaient aucune odeur particulière en arrivant de la mer, j'ai attribué la sensation pénible donnée par l'odorat aux personnes qui n'étaient pas sur l'eau, au résultat du contact de l'humidité dont ils étaient empreints avec la terre sèche : phénomène observable toutes les fois qu'il pleut peu abondamment, ou même au premier moment d'une averse sur un terrain sec et chaud; et, je reste persuadé que ces brouillards n'ont pu avoir une part quelconque sur la maladie, que par leur grande humidité, si cette qualité de l'air est jamais reconnue capable de développer ou d'entretenir, et de faciliter l'évolution du choléra. Dans ce cas, les orages qui éclatent toujours plus ou moins souvent, pendant une période cholérique, agiraient par l'augmentation de l'humidité et de la fraîcheur qui les suit ordinairement, sans préjudice du pouvoir électrique dont ils sont doués, et qu'il ne nous est pas encore permis de connaître dans ses effets.

Des brumes épaisses, inodores; une humidité assez

forte, déterminée par elles, quelques orages d'été, avec pluie légère momentanée, éclairs et tonnerres, et un froid modéré relatif : telles furent les qualités que l'air présenta à Toulon, pendant la durée du mal. Sans doute, ces modifications atmosphériques furent pour quelque chose dans le développement de l'épidémie; mais on aurait tort de leur accorder une importance et une valeur trop absolues, puisque, si l'on consulte les tableaux des cas et des décès, ainsi que les observations météorologiques, pendant la période d'augmentation du fléau, on est tout étonné de trouver, à côté des jours les plus chargés en attaques et en morts, des circonstances aériennes nullement en rapport avec l'idée que l'on s'est faite de leur pouvoir morbigène. C'est ainsi qu'en prenant les sept journées de juillet qui ont offert le plus grand nombre d'atteintes, on trouve les éléments du tableau suivant :

Juillet.	Total des cas dans les hôpitaux.	THERMOMÈTRE centigrade à l'extérieur.				VENTS.				ETAT DU CIEL.			
		9 h.	midi.	3 h.	9 h.	9 h.	midi.	3 h.	9 h.	9 h	midi.	3 h.	9 h.
5	81	21,0	22,0	23,0	20,3	N. E. faible.	N. E. faible.	S. E. faible.	S. E. faible.	Beau.	Brume à l'horiz	Beau.	Beau.
6	83	21,5	23,5	24,3	21,8	S. E. faible.	S. E. faible.	S. E. faible.	S. E. faible.	Couv.	Beau.	Couv.	Beau.
7	80	23,0	24,0	25,0	22,0	Idem.	Idem.	Idem.	Idem.	Idem.	Idem.	Beau.	Idem.
8	95	23,5	25,0	26,0	23,2	Idem.	Idem.	N. O. faible.	O. faible.	Beau.	Idem.	Idem.	Idem.
9	82	23,5	25,10	25,5	23,0	Calme	Idem.	S. E.	S. E.	Idem.	Idem.	Idem.	Idem.
10	87	24,0	24,5	25,10	23,6	S. E. faible.	Idem.	Idem.	E. faible.	Brume à l'horiz	Beau brume	Idem.	Brume épaiss.
11	83	24,3	26,10	26,2	24,0	O. faible.	O. fort.	O. fort.	O. faible.	Beau.	Beau.	Idem.	Brume à l'horiz

En présence d'un pareil tableau, quelque prévenu que l'on soit en faveur de la puissance pathologique des modifications atmosphériques en question, peut-on ne pas s'avouer que, pour le choléra, cette puissance a été exaltée outre mesure, et dire: *La cause prochaine, essentielle, indispensable, de l'épidémie et de la mortalité, n'est certainement pas là. Note* A'.)

Ainsi soumises à une humidité et à des conditions non habituelles de l'air et de la portion d'atmosphère qui environne Toulon, au milieu de la saison chaude, quelques personnes du vaisseau éprouvèrent des indispositions légères, réellement insignifiantes, malgré la peur qui en dominait quelques-unes, et deux hommes seuls présentèrent des symptômes auxquels on pouvait adapter l'épithète *cholérique :*

1° Le maître canonnier, âgé de 45 ans, homme sage, réglé, tranquille, modéré en tout. Il éprouva, à terre, en mangeant une poire et en buvant un verre de vin avec sa famille, un léger vertige; puis, le soir, de l'anvrénie et des douleurs abdominales. Le lendemain, la diarrhée et des vomissements suivirent; mais les matières n'avaient pas le caractère cholérique. Le pouls continua de battre fortement. La fièvre se déclara. Cependant, le pourtour des yeux bleuit; ces organes s'encavèrent légèrement, et, par intervalles, il ressentit des crampes dans les deux mollets, mais modérées, et non permanentes. Traité comme pour une entéro-colite ordinaire, ce maître s'est complètement rétabli quinze jours après, et il ne fut pas un seul instant en danger de mort.

Le second marin qui parut ressentir aussi, mais plus

énergiquement, l'influence de la constitution morbifique, fut un gabier de misaine, homme fort, brun, ayant fait un excès de vin. Il fut pris la nuit de vomissements et de selles très abondantes, avec coliques. Quelques crampes furent seules compagnes de ces symptômes, qui cédèrent, comme chez le premier malade, à la diète, aux sangsues, à une saignée et à plusieurs lavements émollients.

Voilà ce qui avait lieu à bord de la *Ville-de-Marseille*. On sait ce qui se passait à Toulon. Instantanément arrivée à son *summum* d'intensité, la maladie y présentait de suite les symptômes cholériques au degré reconnu incurable, et les morts se succédaient avec une rapidité terrifiante. Cependant, je le répète, sur le vaisseau, comme à terre, sévissait la cause générale, quelle qu'elle soit. La raison d'une différence aussi grande dans les résultats ne saurait donc exister que dans les localités même, et cette différence ne saurait dépendre que de causes locales que nous allons chercher à dévoiler et à apprécier.

Mais, avant d'aller plus loin, observons que puisque les deux hommes dont je viens de parler ont incontestablement subi l'action de la cause générale; que les symptômes produits par son influence ont été modérés; que la mort n'a jamais été à craindre; que cette cause n'a déterminé sur les autres personnes de l'équipage que des indispositions insignifiantes, nous pouvons nous croire en droit de conclure, même avant l'exposition de ces causes locales, qu'à Toulon, où cependant l'épidémie a été remarquable par sa gravité, *la cause générale isolée n'avait pas assez d'énergie*, PAR ELLE SEULE, *pour produire une perturbation morbide mortelle;* qu'elle n'était capable d'occasionner que des dérangements peu ou point dangereux, susceptibles de céder au traitement de leurs analogues non entachés d'*épidémicité;* — que, par conséquent, la cause efficiente du choléra épidémique y était peu à craindre, et ne rend nullement raison de ce qui a été observé dans ce port. C'est là, si je ne m'abuse, l'expression fidèle et rigoureuse des faits.

Si une pareille conclusion découlait aussi naturellement de l'appréciation des faits, dans les autres pays atteints du même fléau, par un observateur placé comme moi dans une position exceptionnelle, il s'ensuivrait une connaissance plus complète des moyens à prendre, non pour détruire cette cause générale qui nous échappe, que nous ne pouvons attaquer par aucun de nos moyens, et qui, du reste, serait alors reconnue à peu près innocente des effets fâcheux observés, mais ponr annuler ou diminuer, du moins, l'action des causes locales, qui augmentent la puissance et la mortalité des épidémies en général, et qui font, à ce qu'il paraîtrait, tout le danger de l'épidémie cholérique en particulier, en prédisposant à l'altération morbide par leur influence malfaisante incessante (1), et en unissant leur énergie à celle de la cause générale épidémique, lorsqu'elle vient à se développer.

Continuons, et recherchons ces causes locales, qu'il importerait donc tant de connaître et de détruire.

Une population de 40 à 50,000 individus était enfermée pêle-et-mêle dans l'espace étroit et long qu'on ap-

(1) Voir l'épigraphe.

pelle Toulon (1), lequel pourrait raisonnablement en contenir à peine 20,000, sans craindre d'empoisonner miasmétiquement son atmosphère et d'asphyxier lentement ses habitants. Un mode de propreté, le plus vicieux que l'on puisse imaginer, a été adopté par les habitants de cette ville : aucune maison n'est pourvue de *lieux*. Une assez grande quantité d'eau circule dans les rues, et toutes les ordures, tous les résidus des ménages sont jetés dans les ruisseaux et transportés par eux dans le port, qui est transformé ainsi en un vaste cloaque, d'où s'exhalent continuellement des miasmes fétides qui provoquent des nausées quand on arrive sur ses bords, par un temps calme et chaud surtout. Ce port occupe la plus grande partie d'un des longs côtés de la ville, précisément celui qui est plus près de l'origine des vents régnant habituellement sur cette partie de la Provence; de sorte que, pendant les neuf mois de l'année que soufflent ces vents, ces exhalaisons infectantes sont reportées dans la cité (*note* B), et y augmentent la viciation de l'air, déjà considérablement altéré par l'excès disproportionné de la population et les émanations permanentes fournies par des centaines de ruisseaux qui sillonnent la ville en tous sens, en charriant une eau corrompue par tous les immondices dont ils sont le réceptacle diurne (*note* B').

Quoique l'expérience prouve qu'on peut vivre dans un milieu ainsi malificié, l'étude des modificateurs de l'organisme, leur pouvoir réel, et l'analogie, voire même la simple raison, ne nous portent-ils pas à admettre une

(1) Aujourd'hui elle est de 66,000.

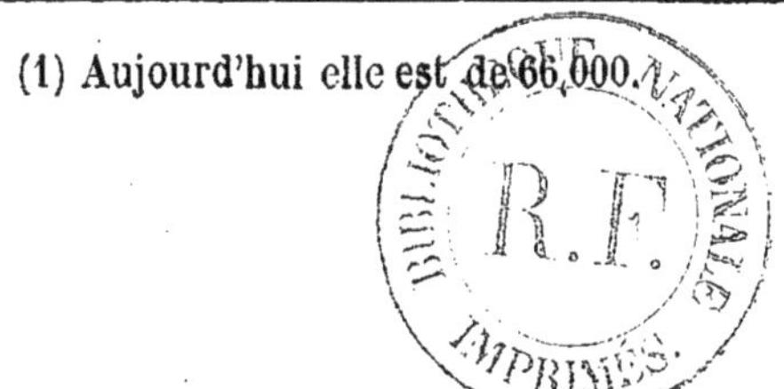

modification relative produite par cette atmosphère ainsi détériorée et salie, dans les êtres vivants soumis à son action malfaisante et continuelle (1), modification inconnue dans son essence, que je ne chercherai même pas à dévoiler ici, mais qu'il me suffit de constater d'une manière irrévocable pour comprendre et en conclure qu'une même cause pathogénique agissant sur ceux qui ont été ainsi modifiés et sur ceux qui ne l'ont pas été, doit produire des effets divers, non pas parce qu'elle agit, dans les deux cas, d'une manière différente, mais parce qu'elle épuise son énergie sur des sujets différemment prédisposés, et vivant, au moment même, d'une vie différente.

Je me permettrai une seule réflexion, quant à la nature de la modification produite par cette cause locale : c'est que l'air, imprégné de ces émanations putrides, doit avoir perdu de ses propriétés vivifiantes et en avoir acquis d'opposées; que, par conséquent, son action incessante doit tendre à diminuer l'énergie vitale de ceux qui le respirent (2); et pour dernière conséquence, que les habitants de Toulon et de toutes les grandes villes qui lui ressemblent sont plus près de la maladie, c'est-à-dire plus aptes à la contracter sous l'influence d'une cause morbifique quelconque, que ceux qui, toutes choses égales d'ailleurs, ont constamment respiré un air pur et vivifiant. Sinon, il faudrait établir en principe, que les miasmes semblables à ceux dont il est question excitent la vie au lieu de la diminuer; ou au moins, qu'ils ne modifient en aucun sens les organismes qu'ils touchent; que, pour être apte à

(1) Voir l'épigraphe.
(2) Voir l'épigraphe.

bien résister aux causes morbifiques, il faut vivre dans un milieu ainsi vicié; et plusieurs autres propositions semblables, plus absurdes et plus anti-rationnelles les unes que les autres.

C'est donc, en effet, dans ces causes locales et dans cette prédisposition individuelle produite par leur action continuelle, qu'il faut chercher la différence des résultats produits par la cause générale du choléra à Toulon et dans le périmètre de sa banlieue, ou à bord du vaisseau en quarantaine sur lequel j'étais. Tâchons de prouver encore mieux la vérité de cette idée, par d'autres faits; car il est essentiel d'établir la toute-puissance de ces causes sur les résultats meurtriers de l'épidémie, et partant la presque innocuité de la cause générale dans celle de Toulon, lorsque cette cause était réduite à son seul degré de puissance, et qu'elle agissait sur des individus non *préparés*, sur des personnes saines et douées de toute leur énergie vitale, tels qu'étaient les gens de l'équipage de la *Ville-de-Marseille*, revenant en France après vingt-huit mois de campagne passés dans le climat tempéré et sain de l'archipel grec, et différant essentiellement dès lors de ceux qui, comme les habitants de Toulon, avaient subi, non-seulement depuis vingt-huit mois, mais encore depuis leur enfance, la modification préparatoire qu'un air vicié autant que l'est celui de leur ville peut et doit faire naître. Le résultat de cette conviction sera de diminuer la terreur que le mot choléra inspire, et d'apprendre quelque chose de positif sur les moyens à employer pour prévenir la maladie ou diminuer ses ravages. (*Note* C.)

Les vaisseaux le *Scipion* et le *Montebello* étaient en

petite rade, c'est-à-dire de moitié plus près que nous de la ville, en-dehors aussi du pouvoir des causes locales en question; en outre, leurs équipages étaient composés de matelots des classes et de conscrits, ou en grande partie de gens provenant des différents départements de la France, et n'ayant pas reçu, ou n'ayant reçu que depuis peu de temps, d'une manière non continuelle, et toujours pendant moins longtemps que les indigènes, l'influence de l'atmosphère toulonnaise. Il ne restait donc dans ces navires, pour aider la cause cholérique à produire des altérations mortelles, que les prédispositions naturelles ou acquises par un séjour plus ou moins long dans la cité, par la peur, un défaut de régime, ou des excès dont on ne saurait révoquer la faculté prédisposante. Aussi, le nombre des cholériques fournis par ces bâtiments fut peu considérable, et non en proportion avec la quantité fournie par un même nombre d'habitants à terre. Le *Scipion*, par exemple, sur 600 hommes d'équipage, n'eût que 17 malades.

Il existait dans le port militaire 3 à 4,000 forçats. Sentine physique et morale des plus impures, le bagne contient bon nombre de malheureux, abrutis, dégradés, très mal nourris, plus mal vêtus encore, et dont la plupart ont perdu même l'espérance. A l'invasion du choléra, tout le monde s'attendait à le voir sévir surtout sur ces rebuts de la société, privés moralement et physiquement de tout pouvoir réactif contre les influences morbigènes. Eh bien! le nombre des cholériques fournis par eux fut un peu plus fort que celui des vaisseaux en communication journalière avec la ville, mais toujours moindre relativement à celui des habitants libres de la cité. Ainsi, tandis que, d'après les chiffres officiels, on peut évaluer au dixième de la population libre le nombre des cas pendant la période épidémique, un quatorzième seulement du nombre total des condamnés fut atteint. Serait-ce que ces infortunés, ayant plutôt à souhaiter qu'à craindre la mort, n'ont pas eu la prédisposition puissante de la peur?... Mais, en admettant même ce désir de la mort, ce qui ne saurait l'être pour la masse, pour tout homme qui connaît le cœur humain, ce dégoût de la vie équivaudrait, ce me semble, pour ses résultats et la prédisposition organique qu'il fait naître, au sentiment dépressif de la peur : l'un et l'autre ne pouvant se comprendre sans une diminution d'énergie de l'action nerveuse, du pouvoir réactionnaire que nous portons en nous, et qui sert au besoin à annuler l'activité des modificateurs extérieurs tendant à perturber l'action vitale; l'un et l'autre étant, enfin, des passions dépressives. Non! Si ces hommes exposés à toutes les causes débilitantes et morbifiques, sans posséder aucun des moyens hygiéniques propres à en diminuer l'activité, ont moins souffert pendant l'épidémie que les Toulonnais libres, riches, heureux, c'est qu'ils étaient étrangers à Toulon; qu'ils y étaient venus avec une constitution faite, *confectionnée* ailleurs qu'à Toulon, laquelle, n'ayant pas été complètement détériorée par les causes maladives agissant sur eux depuis leur arrivée au bagne, a pu offrir moins de prise au pouvoir perturbateur de la cause générale du choléra, et résister plus efficacement que celle des habitants de la ville, soumis dès l'enfance à l'influence de ces causes.

Dans l'Est et dans l'Ouest de Toulon, et à une lieue de distance, sont deux grandes communes qu'on peut considérer comme ses faubourgs, à cause de la facilité et de l'abondance des communications journalières. *La Seyne*, avec une population de 6 à 7,000 âmes, est dans l'Ouest, c'est-à-dire du côté des vents régnant habituellement; tandis que *Lavalette*, contenant environ 2,400 âmes, est dans l'Est, ou du côté opposé à l'origine de ces vents. En termes de marine, on dirait pittoresquement : *La Seyne* est au vent, et *Lavalette* sous le vent de Toulon. L'une et l'autre suivent à peu près le même système d'hygiène publique; l'une n'était pas plus proprement tenue que l'autre (1); les communications de la Seyne à Toulon sont mêmes plus fréquentes que celles de Lavalette, chaque jour. Eh bien! malgré la différence en moins de sa population, le choléra a sévi bien plus énergiquement, et sur un plus grand nombre d'individus, à *Lavalette* qu'à *la Seyne!*

A Lavalette, il y a eu 136 victimes sur une population de 2,400 âmes, dont plus de la moitié avait pris la fuite (2).

A *la Seyne*, on compta seulement 169 cas et 74 décès (3), bien que l'émigration eût été beaucoup moins considérable qu'à *Lavalette*, et qu'au contraire beaucoup d'habitants de Toulon fussent venus s'y réfugier. Sur les

---

(1) Depuis 1846 seulement, la Seyne n'a plus de cloaques et de fumier dans les rues.

(2) Lettre de M. le maire de Lavalette.

(3) Chiffres donnés par la mairie.

169 cas relatés, on trouve, en effet, 37 personnes de Toulon. Y aurait-il simple préoccupation d'esprit à en trouver la raison dans la différence de position, et à considérer *Lavalette*, à cause de la sienne, comme un quartier, une dépendance de Toulon, ayant acquis par conséquent, comme cette dernière localité, la même aptitude ou prédisposition à la maladie, par l'influence des mêmes causes locales? Il y en aurait, s'il était déraisonnable de penser qu'un foyer d'infection aussi considérable que Toulon puisse encore agir à la distance d'une lieue, par le déplacement continuel de son atmosphère dans un même sens ou à peu près. — La connaissance du pouvoir réel des agents modificateurs, de l'air surtout, ainsi que celle de l'aptitude grande à être modifiés par lui dont nous jouissons, feront comprendre les rapports que j'ai cru rencontrer dans ces faits.

M. le rapporteur, du reste, ne concourt-il pas à étayer mon opinion, en rappelant, à la page 1306 de son Rapport (1), ce qui s'était passé sous ses yeux dans ce même village de *Lavalette*, en 1799? Laissons-le parler lui-même :

« Un fait singulier et intéressant, qui s'est passé en 1799, dans le village de Lavalette, mérite d'être signalé. Si nos souvenirs ne nous trompent, ce village est situé sur une pente doucement inclinée, entourée de jardins, et sillonné par de petits ruisseaux qui coulent avec assez de rapidité et nettoient ainsi parfaitement les rues. L'une

(1) Voyez le n° 22, bulletin de l'Académie de medecine, août 1846.

des richesses principales de ce pays provient de la vente des fraises, que les horticulteurs fournissent non-seulement à Toulon, mais encore à Marseille. La *situation* nous avait paru *si heureuse*, que nous crûmes bien faire, en y établissant une succursale pour les nombreux blessés que les calamités du temps faisaient affluer depuis la ligne du Var, et cependant *la pourriture d'hôpital s'empara de toutes les plaies!*.... Malgré les moyens employés, les gangrènes firent des progrès, et nous fûmes forcés d'évacuer l'établissement (1). »

C'est qu'en 1799, comme en 1835, Lavalette était *sous le vent de Toulon;* c'est qu'en 1799, comme en 1835, Toulon était un foyer d'infection susceptible d'agir à distance, attendu que l'hygiène publique était encore plus en défaut alors qu'aujourd'hui.

Une autre preuve du résultat fâcheux du déplacement, dans un même sens, de l'atmosphère d'un foyer d'infection, s'observe annuellement à Paris. L'hôpital Saint-Louis, qui se trouve dans le voisinage de Montfaucon, contenant une voirie et de la poudrette, présente chaque année, au printemps, en été et en automne, toutes les fois que le vent de N.-E. souffle avec une certaine persévérance, soit la pourriture d'hôpital dans les salles de chirurgie, soit un état épidémique particulier qui frappe un assez grand nombre de malades (2). (*Note* D.)

---

(2) Ceci ne rappelle-t-il pas l'hôpital St-Louis à Paris et Montfaucon.

(2) Bulletin de thérapeutique, tome, 18, 19, 22, pages 385. 59, 261.

En pensant ainsi, je puis au moins donner une explication spécieuse d'une circonstance non expliquée autrement que par le *caprice* de la cause cholérique ; mode d'explication dont on doit être très-sobre, pour ne pas tomber dans l'absurde et rester bénévolement dans une ignorance et un vague désespérants.

Si l'on me faisait observer que Lavalette ne saurait être présentée comme prédisposée par les miasmes toulonnais, puisque les vents régnant depuis quelque temps n'étaient plus ceux qui portent l'atmosphère de Toulon vers Lavalette, je ferais remarquer à mon tour que ce changement de fréquence du vent d'une même partie de l'horizon n'était survenue que depuis deux ans environ ; que le vent d'Est, ou celui qui vient de Lavalette, ne régnait pas constamment seul depuis ce temps, mais seulement plus souvent qu'à l'ordinaire, sans préjudice du vent d'Ouest opposé, qui, pour avoir diminué de fréquence, n'en reparaissait pas moins souvent ; que, dans tous les cas, deux années même de fréquence constante du même vent d'Est, et de l'absence totale de l'influence des miasmes toulonnais pour les habitants de Lavalette, auraient bien pu diminuer la prédisposition déjà produite en eux par un grand nombre d'années antécédentes d'influence constante de ces miasmes, mais non la détruire complètement ; et qu'enfin, malgré ce changement de vent, les habitants de Lavalette étaient encore plus prédisposés que les personnes placées aux extrémités des autres rayons divergents aboutissant à Toulon, lesquelles n'avaient reçu que très accidentellement l'action de l'atmosphère viciée de cette ville.

Quoi qu'il en soit, toujours est-il qu'outre cette différence entre le nombre des cas survenus à *la Seyne* et *Lavalette*, dont la raison se rattacherait ainsi au principe général, « *qu'un foyer d'infection peut faire ressentir ses effets plus ou moins loin du point où il existe* ; » les autres faits généraux observés à cette époque, à Toulon et dans la banlieue, ont été d'accord avec cette autre partie du même principe, *que le pouvoir d'un foyer d'infection diminue avec l'augmentation de la distance*.

Comme partout ailleurs, les campagnes ont été fort peu frappées du fléau, et la plupart de celles qui en ont été atteintes contenaient des réfugiés ayant en eux le *germe* de la maladie, c'est-à-dire la *prédisposition acquise à Toulon*. C'est ainsi que l'on doit comprendre et expliquer ces traînées de morts et de mourants que l'émigration des villes ravagées par le choléra laissait dans des lieux qu'elle ne parvenait pas, pour cela, à infecter.

Revenons sur le mot *germe*, employé ci-dessus. Le *germe* que les Toulonnais portaient en eux était, avons-nous dit, pour le choléra, une prédisposition constitutionnelle, inconnue dans son essence, pouvant être native, mais acquise surtout par l'influence des causes locales propres à leur cité, ou par la peur, un certain genre d'alimentation, et des excès en tout genre, laquelle permettrait à la cause générale de déterminer une perturbation trop souvent mortelle dans ceux qui en étaient pourvus, et sur lesquels cette cause accidentelle venait à agir. Aussi arriva-t-il que lorsque les Toulonnais quittèrent leur ville, ils furent atteints plutôt que toute autre personne, dans les différents lieux qu'ils traversèrent. Ils n'apportaient pas la maladie dans tel ou tel pays, mais ils y arrivaient avec leur prédisposition à la maladie, que l'action des causes incessantes propres à leur ville avait produite en eux, et la cause générale qui planait alors sur la Provence entière, développait plutôt chez eux que chez d'autres individus une modification morbide grave, mortelle même. Si quelques habitants des villes qu'ils traversaient furent atteints aussi, quoique non prédisposés par les causes locales toulonnaises, c'est que, pour le choléra épidémique comme pour les autres, la tendance à en être atteint ne dépend pas seulement de causes purement locales extérieures, mais aussi de la peur, du régime suivi, des excès en tout genre, etc., et que partout ces causes secondaires et prédisposantes peuvent être et sont en action; c'est que des causes locales, susceptibles de rendre plus accessibles à l'influence des causes morbides générales, n'existent pas seulement à Toulon, mais dans bien d'autres agglomérations communales où l'hygiène publique et particulière n'est pas mieux observée.

Avec cette manière de voir, née de l'observation des faits, on rend raison des cas sporadiques de choléra observés chez les habitants de la campagne et dans les lieux où, raisonnablement, il est impossible d'admettre des foyers d'infection remarquables.

Avec elle, aussi, on peut comprendre l'infection cholérique de tel quartier plutôt que de tel autre, de telle maison et de tels individus plutôt que de tels autres, etc. Par elle, on peut répondre avantagensement à cette observation que les contagionistes quand même ne cessent de mettre en avant : *Il est rare qu'un cas de choléra ait été observé seul dans une maison.* Mais qu'y a-t-il d'étonnant que plusieurs personnes, dans une même maison, dans une même famille surtout, soient attaqués de la même maladie? Et qu'est-ce que cela prouve quant à la contagion, si vous faites attention que le gîte de la maison, ou le régime des habitants, ou leur constitution propre, ou leur moral, ont pu faire naître une prédisposition ou une aptitude particulière à contracter la maladie sous l'influence d'une cause générale, disposition qui n'existait pas ou qui existait moins ailleurs, dans un autre gîte, avec un régime ou un moral différents? Sont-ce des remarques semblables qui pourraient détruire des faits bien autrement concluants que la non-contagion peut invoquer? et peuvent-ils servir à répondre aux nombreux médecins qui disent avoir vécu au milieu des cholériques, les avoir touchés, médicamentés longtemps, *nécropsiés* même, sans jamais rien en ressentir? Non, bien certainement, non. La non-contagion doit ressortir de ces derniers faits, que rien ne peut expliquer, en admettant la contagion, tandis que cette dernière doit être rejetée, puisqu'elle n'a, pour être admise, que des faits facilement explicables d'une autre manière, et d'autant moins décisifs en sa faveur, que souvent, dans la même maison, ce n'était pas celui qui touchait le malade, mais tout autre qui était atteint!! Or, dans ce cas, les mêmes faits invoqués par la contagion seraient contre elle, et en faveur seulement d'une prédisposition particulière, nécessaire pour être ainsi attaqué, malgré les précautions les plus sévères prises pour éviter le contact, que d'autres pratiquaient sans résultats fâcheux. C'est que ceux qui touchaient les malades n'étaient pas les plus peureux, ni les mieux disposés pour contracter la maladie, mais bien ceux qui n'osaient pas en faire autant. Les uns, par la peur, recevaient une augmentation de la prédisposition qui existait ou non en eux; les autres, au contraire, la diminuaient par l'énergie de leur moral et l'absence de cette passion dépressive. Voilà probablement une partie du secret de ces anomalies, qui, expliquées par une idée vraie, rentrent dans l'ordre des choses pouvant et devant être.

Je sais bien que quelques médecins et infirmiers sont morts, à Toulon et ailleurs, après avoir touché les cholériques. Mais, d'abord, les médecins et les infirmiers ne sont pas exempts d'acquérir une prédisposition semblable à celle que nous avons admise; ensuite, la mort de quelques médecins et infirmiers ne saurait annuler la preuve de l'impuissance et de l'insuffisance du contact sur un bien plus grand nombre d'infirmiers et de médecins, sur une quantité sans proportion aucune avec celle de ceux qui ont paru en souffrir, morts, qui n'ont pas besoin du pouvoir contagieux pour être comprises; impuissance et insuffisance qui ne sauraient l'être que par la négation de la propriété contagieuse.

Le choléra est-il *infectieux?* peut-il altérer l'air de manière à se reproduire? Quelques faits sembleraient le prouver. Mais, dans tous les cas, le choléra partage ce pouvoir avec tant d'autres maladies, qu'il ne saurait lui donner un caractère unique et particulier. La plus grande partie de celles du cadre nosologique, en effet, renfermées dans un espace relativement petit, peuvent infecter à leur manière l'air contenu dans cet espace et le rendre susceptible de les reproduire. Pourquoi n'en serait-il pas de même pour le choléra? Il faut même agir comme si cette propriété infectieuse était hors de doute, puisque les moyens à mettre en usage contre elle s'accordent parfaitement avec ceux que nous avons vu être sanctionnées par l'expérience, *l'isolement et la dissémination des populations*, isolement et dissémination que nos idées font recommander aussi, ce qui porterait à penser qu'elles sont bonnes, puisqu'elles conduisent aux mêmes conséquences thérapeutiques que l'observation des faits a nécessitées.

Continuons à rapporter des faits pour prouver que le danger diminuait avec l'éloignement du foyer d'infection représenté par Toulon.

Nous avons vu un dixième de la population de cette ville subir l'atteinte du fléau. La Seyne, dont j'ai déjà parlé, et qui est à une lieue dans l'Ouest de Toulon, n'eut qu'un quarante-cinquième de sa population malade.

Dans cette petite ville, en outre, deux observations, entre beaucoup d'autres, constataient de nouveau, à mon sens, la prééminence de la prédisposition acquise sous l'influence incessante d'un foyer d'infection, pour donner prise à la cause générale, et l'insuffisance parfois, en-dehors de cette prédisposition, de deux conditions classées par tous les médecins parmi celles qui rendent le plus apte à contracter cette maladie, bien qu'elles aient existé à leur *summum* d'intensité dans les deux individus dont il va être question.

Une de mes parentes, âgée de 60 ans, et un administrateur de la marine, âgé de 65 ans, en furent les sujets. L'un et l'autre, à force de précautions et de moyens préventifs, s'étaient procurés une irritation très-grande, non équivoque et parfois fébrile, de la muqueuse gastro-intestinale; l'un et l'autre, mais surtout ma parente, étaient dominés par la peur; elle était terrifiée, c'est le mot, et le nom seul de choléra provoquait des tremblements involontaires qui ont duré bien longtemps et n'ont disparu qu'à la longue. Cependant ni l'un ni l'autre n'ont eu la maladie! Les conditions secondaires de son explosion existaient pourtant en eux au plus haut degré d'énergie; mais ils vivaient à la campagne pendant l'épidémie, et ils n'avaient pas pu contracter la prédisposition particulière aux gens de la ville, parce que l'un et l'autre allaient très rarement à Toulon; à l'époque de l'épidémie, il y avait même déjà plusieurs années qu'ils n'y avaient mis les pieds. Je note cette concordance entre mes idées et les faits, non pour les donner définitivement comme positives, mais pour les étayer et pour prouver que ce ne sont pas des simples *à priori* hypothétiques que rien ne justifie.

A côté de ces faits tendant à démontrer l'insuffisance de la cause générale, non aidée des causes locales, pour le choléra de Toulon, plaçons-en d'autres qui portent à reconnaître la nécessité de ces causes pour provoquer le développement de la nuance mortelle du même mal.

M. A...., médecin en chef de la marine, m'a assuré avoir observé que les conducteurs des voitures des villages voisins qui s'arrêtaient en-dehors des portes de la ville, avaient présenté des symptômes de cholérine, et non ceux du choléra cyanique.

En second lieu, comme exemple des prédispositions naturelles qui rendent les personnes qui en sont nanties aussi susceptibles d'être mortellement influencées par la cause générale aidée des causes locales, que celles qui ont été lentement et longuement préparées par la permanence de ces dernières causes, voici un fait très malheureux et bien remarquable : Mme Ey***, née à Toulon, où vivait encore toute sa famille, habitait Lyon depuis quelques années. Elle apprend que plusieurs de ses parents sont morts ou malades du choléra; elle part de suite pour venir leur prodiguer ses soins. Arrivée à Toulon un samedi soir, elle fut enterrée le lundi suivant !....

Mme Ey*** jouissait cependant d'une santé parfaite, et si elle n'eût pas quitté Lyon, il est non-seulement probable, mais encore certain que ses nombreux amis, que la société de Toulon, dont elle avait longtemps fait les délices et l'ornement, n'auraient pas à la regretter, puisque, comme personne ne l'ignore, Lyon a été préservé de l'épidémie (1), en sorte que l'on peut avancer que si Mme Ey*** était restée à Lyon, elle ne serait pas morte, parce qu'elle n'aurait pas été influencée, comme à Toulon, par la cause générale aidée des causes locales inhérentes à cette dernière ville; et que, si elle était venue à bord du vaisseau, ou, ce qui revient au même, si elle était restée assez éloignée pour se trouver au-delà des limites de la sphère d'action de ces causes locales propres à la ville infectée, elle n'aurait subi, comme les hommes de l'équipage de la *Ville-de-Marseille*, que l'action de la cause générale, et que, comme eux, elle eût sans doute résisté et surgi.....

---

(1) Voir la note E.

Poursuivons nos recherches sur les preuves de la diminution du danger avec l'augmentation de la distance.

Lavalette, petite ville située sur le grand chemin d'Italie, à une lieue de Toulon, comme *la Seyne*, mais *sous le vent*, dans l'Est, eût un douzième de sa population atteint. Les partisans de la contagion ne manquèrent pas d'attribuer cette fâcheuse prédilection du fléau pour *Lavalette* aux communications fréquentes et journalières avec Toulon, et au passage continuel des émigrants de cette dernière. Je ne prétends pas dire que ces deux raisons n'y étaient pour rien; mais *la Seyne* communique aussi souvent et autant que Lavalette avec Toulon, et cependant le chiffre des cholériques est bien différent pour chacune de ces localités; mais les émigrants passaient aussi à *Ollioules*, village de plus de 3,000 âmes, situé aussi à une lieue de Toulon, mais *au vent*, du côté opposé à *Lavalette*, dans le N.-O., et sur le grand chemin de Marseille; mais ceux de ces émigrants qui allaient dans l'Est, qui passaient par conséquent dans *Lavalette*, passaient aussi par *Lafarlède*, par *Solliés*, par *Cuers*, etc., et cependant la proportion des cholérisés pour ces différentes communes, qui n'ont pas un système hygiénique plus convenable que *Lavalette*, fut bien moindre que pour cette dernière, puisque les chiffres que j'ai pu me procurer, en écrivant aux mairies, donnent, pour *Ollioules*, un quatre-vingt-douzième; pour *Lafarlède*, un deux-centième; pour *Solliés*, un deux-centième; pour *Cuers*, un deux-cent-cinquantième. *Lafarlède* est à deux lieues de Toulon; sa population est de 1,500 âmes environ. Des cinq personnes qui y moururent du choléra, trois habitaient Toulon: elles en vinrent malades.

Solliés est à trois lieues de Toulon.

Cuers est à cinq lieues environ.

La raison de la différence des atteintes et des décès ne se trouve donc pas dans les circonstances invoquées, mais plutôt dans ce que j'ai dit de *Lavalette*, en parlant de ses communications journalières avec Toulon et de sa position *sous le vent* de cette ville, qui doivent la faire regarder comme un faubourg de ce centre d'infection.

Sixfours, commune rurale de 3,000 âmes environ, à deux lieues dans l'Ouest, c'est-à-dire au vent de Toulon, eût un centième de sa population affecté. *Sixfours* a des communications fréquentes et journalières avec Toulon.

Sanary, village de 2,500 âmes, à trois lieues Ouest de Toulon, n'eût qu'un quatre-cent-cinquantième.

Bandol, 1,800 âmes, à quatre lieues O. de Toulon, un deux-centième.

Le Beausset, 2,000 âmes, trois lieues N.-O. de Toulon, un deux-centième.

Evenos, 670 âmes, deux lieues N.-O. de Toulon, un cent trente-cinquième.

Le Revest, 750 âmes, une lieue N.-N.-O. de Toulon, un trente-septième.

Hyères, 10,000 âmes, quatre lieues dans l'Est-Sud-Est, un cinquantième.

Si le nombre des malades, dans toutes ces communes, n'indique pas toujours une diminution relative à l'éloignement du grand foyer d'infection toulonnais, c'est que l'hygiène publique n'y est pas meilleure qu'à Toulon; que chaque localité contient, comme la ville principale, des causes locales prédisposantes semblables à celles de cette dernière cité, et que leur plus grande intensité dans telles ou telles communes bien placées, ou assez éloignées pour être à l'abri de l'influence du grand foyer, a pu annuler pour elles le bénéfice de leur position et faciliter le développement d'un plus grand nombre de cas que cette position relative ne l'eût permis.

Toute conclusion en pathologie, pour avoir une valeur scientifique positive, doit être basée sur des faits suffisamment nombreux, pour que les idées qu'elle présente sous forme d'aphorisme ne puissent pas être considérées comme de simples coïncidences fortuites, comme des exceptions plutôt que des règles. Ceux sur lesquels je me suis appuyé, pour raisonner ainsi que je l'ai fait jusqu'à présent, sont-ils en nombre voulu pour que les conclusions suivantes soient l'expression de la vérité? Je le pense, car mon observation a porté sur 600 hommes du vaisseau et sur 400 hommes environ de la frégate l'*Artémise*. Or, bien des propositions admises comme vraies par tout le monde, en médecine, n'ont pas mille faits en leur faveur.

C'est donc de ce nombre imposant de faits, auqusl on doit réunir tous leurs analogues observés dans Toulon même et dans la banlieue, ainsi que je l'ai noté plus haut, que je crois pouvoir établir :

1° Que la cause générale, inconnue, gisant dans l'atmosphère, ne pouvait que rarement, par elle seule, déterminer la mort : proposition qui, d'après les idées reçues sur l'énergie mortelle de cette cause, doit paraître paradoxale, mais qui, pour être contraire à l'opinion commune née d'une appréciation insuffisante de la puissance des causes locales, n'en est pas moins l'expression d'une vérité, sinon absolue, du moins relative pour l'épidémie de Toulon;

2° Qu'elle agissait simultanément avec un vent d'Est frais, humide, et des brouillards ayant les mêmes qualités;

3° Qu'il fallait, de plus, qu'elle sévît sur des individus prédisposés surtout par des causes locales, ou par un mode particulier d'alimentation, ou par la peur, pour déterminer le choléra algide;

4° Que, de toutes ces causes prédisposantes, les plus puissantes étaient les locales, c'est-à-dire la viciation de l'air par un excès de population et un foyer d'infection particulier, *le port*, foyer dont on ne peut pas se faire une idée, à moins de l'avoir vu et senti; et alors, pour être porté encore mieux à concevoir toute son influence décisive sur le développement, la marche et la gravité de la maladie, on devra se rappeler que Marseille contient un port et un foyer semblables, et que cette ville a eu, comme Toulon, le privilége de présenter plusieurs fois le choléra, en 1835 et en 1837, et deux fois pendant la première année, au printemps et en été;

5° Que les indispositions que cette cause générale, aidée des qualités non habituelles et sensibles de l'air, pouvait déterminer sur des personnes non prédisposées par les causes locales précitées surtout, étaient généralement sans danger, et pouvaient guérir par les moyens recommandés pour la cessation de leurs analogues;

6° Que, par conséquent, les meilleurs moyens pour

empêcher le développement de la maladie, arrêter ses progrès et déterminer la cessation d'un choléra semblable, sont : *la destruction des foyers d'infection, la dissémination de la population, l'émigration pour le moment de l'épidémie*, et *l'agrandissement des villes trop populeuses comme moyen préventif pour l'avenir;* des *vêtements chauds pour résister aux influences non ordinaires de l'air;* une *alimentation saine, nourrissante, peu abondante, adoucissante et de facile digestion; la certitude que l'ennemi que l'on craint n'est à redouter que pour les prédisposés, afin de tranquilliser le moral des masses*, et *l'habitation des champs*, où l'air jouit de toutes ses propriétés vivifiantes, où l'homme peut continuer à puiser une force de réaction suffisante pour résister, et où celui qui a été modifié désavantageusement par les miasmes des villes, peut trouver les moyens de diminuer les effets fâcheux de cette modification;

7° Que, si les inductions que j'ai tirées de l'observation du choléra de Toulon sont justes, le plus grand service qu'on puisse rendre aux habitants de Toulon et à ses environs, est l'adoption d'un mode de propreté tel que le port ne soit plus l'unique réceptacle de toutes les ordures de la ville, ce qu'il serait facile d'obtenir, en obligeant chaque propriétaire d'avoir des fosses inodores portatives, ou de simples barils à large bonde, bien bouchés avec un tampon de bois à l'une de leurs extrémités, ainsi que cela se pratique depuis fort longtemps dans une des villes du département du Var, *Grasse;* fosses inodores ou barils qui pourraient servir à fertiliser les terres, au lieu d'empuanter la localité et de disposer ses habitants aux maladies épidémiques. (*Note* F.)

Grasse, dont nous venons de parler, et qui ne transforme pas ses rues en cloaques, comme presque toutes les autres villes et villages du département, n'eût qu'une très petite quantité de cholériques peu graves.

Montpellier, qui est bâti sur un système de canaux conduisant au loin les matières fécales et les ordures de la ville, a presque été exempt du choléra, et *Lyon* n'a dû probablement le beau privilége dont elle a joui, pendant la durée du fléau, qu'aux deux grands courants d'eau qui la ceignent, et qui, en changeant constamment son atmosphère, déplacent de plus continuellement les ordures qu'ils reçoivent.

Comme dernier corollaire de notre manière de penser, et pour prévenir désormais le développement et les terribles effets des grandes épidémies, du choléra en particulier, ne serait-il pas convenable, si elle était reconnue bonne et juste, que les gouvernements demandassent aux corps savants qui ont mission de les éclairer sur l'hygiène publique, les renseignements nécessaires pour empêcher l'infection des localités ?

Ces renseignements devraient préciser :

1° Quel est l'espace de terrain qu'un certain nombre de personnes, mille individus, par exemple, peuvent occuper, sans risquer de vicier trop fortement l'air par leurs exhalaisons et leurs excrétions ;

2° Combien une maison ayant certaines dimensions peut et doit contenir d'habitants, sans courir le même danger ;

3° Quel est, enfin, le meilleur mode à suivre pour empêcher l'action malfaisante des ordures et des résidus animaux ou végétaux qui abondeat dans les cités.

Ces notions acquises, avec la ferme volonté de faire le bien, on sentirait la nécessité d'agrandir les villes, de ne pas permettre l'accumulation des locataires dans une même maison, et de nettoyer mieux qu'on ne le fait les lieux habités. Sans nul doute, ces moyens, mieux que les ressources de la médecine que l'on voit impuissante dans toutes les grandes épidémies, empêcheraient le retour de ces fléaux dévastateurs qui déciment trop souvent l'espèce humaine, et contre lesquels on est obligé de n'opposer que des précautions et des remèdes insuffisants, parce qu'on a pris les premières trop tard, et qu'on applique les seconds sans trop savoir ce qu'on fait, et pendant la présence et l'action permanente de causes presque toujours inconnues.

En hygiène publique, comme en bien d'autres choses ici-bas, on néglige l'utile pour l'agréable. On vote des fonds pour embellir une cité, mais pour l'assainir on n'y pense guère; et lorsque le péril est pressant, si l'on prend quelques mesures pour le diminuer, elles sont presque toujours insuffisantes, et ordinairement abandonnées dès que la peur a cessé. Un gouvernement, un conseil général, un conseil municipal, cependant, qui, par des soins et des procédés convenables, préserveraient une nation, une ville de l'horreur d'une grande épidémie, auraient, sans nul doute, aussi bien mérité de leurs administrés que ceux qui élèvent des palais, des statues, des arcs de triomphe en face de l'indigence et de la maladie; que ceux qui plantent des promenades, qui multiplient les voies de communication, qui cherchent même à augmenter les richesses et le bien-être matériel des masses; car le danger s'accroît et se rapproche avec tout ce qui tend à exagérer la population, si les avis et les procédés d'une bonne hygiène ne sont pas écoutés et mis en pratique.

Pour nous donc, le choléra fut un vaste empoisonnement dont les gouvernements et les médecins sont responsables.

Les premiers, pour n'avoir pas demandé à la science, depuis longtemps, les moyens hygiéniques à employer, afin d'empêcher les réunions d'hommes de s'empoisonner.

Les seconds, pour n'avoir pas compris que la science était assez avancée pour résoudre ces problèmes hygiéniques, et pour n'avoir pas provoqué avec instance, bien antérieurement même à l'épidémie, les travaux, les dépenses d'assainissement nécessaires pour empêcher l'intoxication lente des populations réunies. On n'est pas médecins et gouvernants pour rien.

Indirectement donc, le peuple n'eût pas tort de penser que le choléra était le résultat d'un empoisonnement, et que les médecins et les gouvernants l'avaient produit. Leur incurie en fut cause, comme elle a été cause, sinon de toutes les grandes épidémies, du moins de leur épouvantable force dévastatrice.

Avant de terminer, je dois répondre à une objection, laquelle, quoique faite, comme la plupart des objections, par des personnes qui répondent à un fait général par des considérations exceptionnelles, pourrait cependant diminuer la valeur positive de mon idée principale, si elle restait sans réfutation : Quelques personnes, auxquelles j'ai fait part de ma façon de penser, ont dit que s'il en était ainsi, les maisons du port de Toulon auraient dû être principalement infectées, et que cependant ce sont celles qui ont offert le moins de malades. Certainement, l'absurdité de mon idée serait patente, si ces maisons ne recevaient que l'influence des miasmes *infectieux* du port, auxquels elles semblent directement soumises, et auxquels j'attribue le principal rôle dans la viciation de l'air, la modification fâcheuse des habitants et la gravité consécutive de la maladie. Mais ces maisons ont un gisement et sont soumises à des modificateurs autres que ces miasmes, qu'il faut connaître et étudier pour voir s'ils doivent augmenter ou diminuer leur puissance et leurs funestes effets. Or, ces maisons présentent à l'O.-S.-O., c'est-à-dire qu'annuellement elles sont *ventilées* par les vents régnants ; en outre, comme rien n'est opposé à leur façade du port, annuellement aussi leurs habitants sont exposés à l'action d'un soleil puissant qui, en volatilisant les miasmes, les rend moins actifs, et qui, par son pouvoir modificateur propre, différent de celui des miasmes, tend à neutraliser la prédisposition fâcheuse que les derniers sont susceptibles de développer : d'où l'on doit induire une tendance moins grande à subir l'influence de la cause générale du choléra en eux, quoique plus près du foyer principal d'infection, que dans les autres habitants, lesquels, bien que plus éloignés de ce foyer, ne reçoivent que peu ou reçoivent moins avantageusement l'action bienfaisante des vents et du pouvoir vivifiant du soleil. Aussi avons-nous vu la *rue d'Orléans*, située parallèlement au quai et séparée seulement du port par l'épaisseur des maisons qui le bordent, être une de celles qui ont fourni le plus de cas et de décès (1). Le monde, comme notre corps, sont des machines complexes; c'est ce qui fait la difficulté de leur étude, et l'on arrive nécessairement à de faux et imparfaits résultats, si, en cherchant à connaître ce qui se passe en eux, ou doit s'y passer, dans telle ou telle circonstance, on ne tient pas compte de toutes les influences, de tous les agents ambiants ou internes qui agissent simultanément les uns sur les autres, et produisent une résistance d'action différente de celle de chacun d'eux, qu'il est d'autant plus difficile d'apprécier, que les facteurs sont plus nombreux et divers.

(1) Voir les ouvrages de MM. Raynaud et Lauvergne, pages 487.

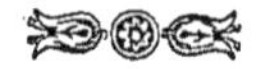

NOTES.

SECONDE PARTIE.

Note A. — A la page 289 de son ouvrage : *Des Maladies de la France*, le docteur Furster dit :

« *Le choléra de l'Inde n'est pas le même que le choléra de notre temps ; il ne ressemble à ce dernier que par quelques symptômes ; pour tout le reste, il en diffère radicalement.* »

Je pensais ainsi en écrivant la première partie de ce Mémoire. Cependant, en y réfléchissant mieux, j'ai senti que la différence n'est peut-être pas aussi radicale que l'auteur cité veut bien le dire, avec la majorité des médecins actuels.

Des degrés différents de la même lésion organique ne suffiraient-ils pas pour rendre raison de la différence des mêmes symptômes ? de celle de l'influence de quelques agents thérapeutiques ?

Les déjections bilieuses de l'Indien n'indiqueraient-elles pas un degré moindre de modification morbide, puisque l'épidémique, quand il présentait cette nuance des déjections, était moins à craindre ?

Les bons effets de l'opium dans le choléra indien, et l'insuffisance, pour ne pas dire la nocuité, de cet agent dans l'épidémique, ne pourraient-ils pas dépendre de la moins grande profondeur de la modification morbide des mêmes parties dans l'un que dans l'autre ?... L'opium, sédatif puissant, devant faciliter la cessation de la vie, là où elle est déjà trop considérablement diminuée, et aider aux mouvements vitaux, là où il n'existe qu'un trouble nerveux qu'il a le pouvoir de modifier avantageusement, supposons que, dans le choléra indien, il n'y ait, comme tout semble l'indiquer, qu'irritation considérable du tube intestinal sans altération moléculaire profonde, l'opium, en faisant cesser l'*irritation spasmodique* générale et locale, peut permettre à l'organe de fonctionner comme il faut, et la maladie avorter, le calme renaître. — Supposons aussi que, dans le choléra épidémique, il y ait irritation extrême du tube intestinal, mais au point d'être immédiatement suivie d'une altération moléculaire considérable, l'opium, en faisant cesser l'irritation, ne détruit pas la lésion organique, qui reste seule alors, avec un moyen de réaction de moins, l'*influx nerveux, diminué, détruit par l'opium*, et la cessation des fonctions de la partie malade peut et doit arriver plus tôt.

Des degrés différents de la même lésion peuvent faire comprendre ce résultat thérapeutique.

Voyons s'ils peuvent aussi bien rendre raison de la différence et de la similitude exagérée des symptômes :

CHOLÉRA SPORADIQUE.	CHOLÉRA DE L'INDE.	CHOLÉRA ÉPIDÉMIQUE.
Prodromes.	Prodromes.	Prodromes.
Quelquefois point, d'autres fois, cephalalgie, frissons, éruptations, pesanteur, douleur à l'épigastre.	Invasion soudaine, (Keraudren) frissons courts.	Cephalalgie, vertiges, éblouissements, défaillance, pesanteur à l'épigastre, souvent pas de prodromes.
Coliques atroces,	Coliques atroces.	Douleurs abdominales très violentes, ventre retracté.
Vomissements de matières alimentaires aqueuses, puis bilieuses, selles idem, quelquefois brunes, noiratres.	Déjections bilieuses continuelles par haut et par bas.	Vomissements de matières alimentaires d'abord, puis bilieuses, puis blanchâtres, selles simultanées, liquides, séreuses, blondes, troubles, blanchâtres, involontaires souvent.

CHOLÉRA SPORADIQUE.	CHOLÉRA DE L'INDE.	CHOLÉRA ÉPIDÉMIQUE.
Prodromes.	Prodromes.	Prodromes.
Crampes fort douloureuses.	Crampes cruelles.	Crampes très douloureuses.
Soif ardente	Soif inextinguible.	Soif plus ou moins vive.
Douleurs vives, anxiéte, fonctions diverses altérés, convulsions.	Agitation excessive.	Anxiété, oppression, palpitations violentes, tumultueuses, subites, passagères, agitations continuelles. Mouvements convulsifs violents.
Froid des extrêmités.	Froid des extrêmitès.	Diminution de la chaleur de la peau non sentie, froid des extrêmités, de l'haleine même. Peau ecchymosée, violette, ridée, sans élasticité.
Sensation de chaleur ardente intérieurement.	Sensation de chaleur ardente intérieurement.	Sensation de chaleur ardente intérieurement, dans l'estomac et le ventre surtout.
Epuisement des forces.	Epuisement des forces.	Epuisement des forces.
Face animée d'abord, puis d'une paleur effrayante.	Retraction des traits avec paleur de la face.	Face animée d'abord, puis violette, plombée, livide.
Excavation plus ou moins prononcée des yeux.	Excavation profonde des yeux.	Excavation profondes yeux.
Voix rauque.	Extinction de la voix.	Voix rauque, très affaiblie, éteinte.
Altération de la physionomie.	Amaigrissement de la figure, du corps ou plutôt son exténuation complète.	Amaigrissement de la figure, du corps ou plutôt son exténuation complète.
Sécretion des urines peu altérée.	Diminution des urines.	Diminution, suspension des urines.

CHOLÉRA SPORADIQUE.	CHOLÉRA DE L'INDE.	CHOLÉRA ÉPIDÉMIQUE.
Prodromes.	Prodromes.	Prodromes.
Pouls petit, fréquent, serré, irrégulier, insensible.	Petitesse et confusion du pouls.	Pouls petit, concentré, rallenti, faible, insensible même, coagulation du sang dans les vaisseaux.
Déroulement de ces symptômes en quelquelques heures dans les cas graves.	Déroulement de ces symptômes en quelques heures dans les cas graves.	Déroulement de ces symptômes en quelques heures dans les cas graves.
Hoquet fréquent.	Hoquet.	Hoquet parfois.
Sueurs froides.	Sueurs froides, visqueuses.	Sueurs froides, visqueuses.
Si l'issue doit être heureuse, les vomissements et les selles discontinuent, les crampes cessent, la chaleur renait.	Si l'issue doit être heureuse, les vomissements et les selles discontinuent, les crampes cessent, la chaleur renaît.	Si l'issue doit être heureuse, les vomissements et les selles discontinuent, les crampes cessent, la chaleur renaît.
La face se recompose; les malades sont sur pied dès ce jour même ou le lendemain.	La face se recompose, les malades sont sur pied, dès le jour même ou le lendemain.	La face se recompose, mais les malades ne sont pas sur pied le jour même ou le lendemain ordinairement. Souvent une réaction à forme typhoïde fait courir au malade autant et plus de danger que la première période du choléra.

La comparaison de ces symptômes n'indique-t-elle pas une même affection ? Les différences ne sont-elles pas seulement du moins au plus ? N'y a-t-il pas seulement là exagération des mêmes symptômes, pour les cas les plus graves, *choléras épidémiques*, provenant de la modification morbide des mêmes appareils ?

Les nuances, ou degrés divers de ce qu'on appelle vulgairement *coups de sang à la tête*, *au cerveau* (ce qui, soit dit en passant, signifie autant et plus encore, relativement à la maladie qu'on indique ainsi, que le mot choléra pour l'affection qui nous occupe), ces nuances ou degrés exigent-ils qu'on fasse de chacun d'eux une maladie différente ? Non. On donne bien un nom différent à chaque nuance, mais la maladie reste la même pour tout le monde, quant au fond.

Ainsi, 1° congestion sanguine, sans épanchement, sans modification morbide permanente de la pulpe nerveuse cérébrale, premier degré du *coup de sang à la tête ;*

2° Congestion sanguine, avec épanchement plus ou moins considérable, modification morbide, permanente ou non, de la pulpe cérébrale, deuxième degré, apoplexie proprement dite.

De même, le choléra *nostra* et l'indien peuvent être considérés comme le premier degré d'une affection morbide de l'appareil digestif, dont l'épidémique serait le plus haut degré.

Dans le premier degré, il y aurait spasme, *irritation*, congestion sanguine, sans modification morbide permanente de la matière organique digestive.

Dans le second, *spasme*, *irritation excessive*, congestion avec altération plus ou moins profonde et permanente de la même matière.

Voilà pour l'état local ; nous parlerons plus loin de l'état général.

D'où possibilité de guérir, même rapidement, le premier degré, comme pour le premier degré aussi de l'état apoplectique, et impossibilité souvent de guérir le deuxième degré, dans l'un et l'autre cas.

De ce que l'on ne guérit pas le choléra épidémique avec les moyens qui guérissent, facilement même, les autres choléras, il ne faut pas en conclure que le premier n'est pas la même maladie que les seconds ; car, de ce que la saignée ne guérit pas toutes les apoplexies, qu'elle semble même parfois rendre la mort plus prompte, bien qu'elle guérisse rapidement les simples congestions sanguines, on ne conclut point que ces dernières ne sont pas des nuances des premières, et que l'apoplexie qui ne guérit pas par ce moyen n'est pas une apoplexie.

Le lendemain d'une simple congestion cérébrale sans altération organique, un malade, s'il est saigné à temps, *est sur pied*, comme le dit M. Furster dans son ouvrage cité sur le choléra indien. Il en est de même du sporadique, si ces affections sont convenablement, et à temps, traitées.

Mais la santé, quand elle revient, ne revient que lentement et à travers mille accidents, rechutes ou dangers, dans une apoplexie vraie, avec leucorrhagie et altérations plus ou moins considérable de la pulpe nerveuse ; comme elle ne revient qu'à travers les dangers d'une réaction typhoïde très dangereuse après le choléra épidémique, ou le plus haut degré de l'affection dite cholérique. Si la réaction typhique manque dans les choléras vulgaires, c'est que, dans eux, il n'existe pas cette altération matérielle qui ne permet qu'une résistance difficile, lente, confuse, indécise.

L'altération de la matière organique dans l'une ou l'autre maladie, dans quelque affection que ce soit, mesure le danger et rend possible ou non, selon son degré, le retour à la santé, quelle que soit la bonté du moyen thérapeutique mis en usage.

Voyons maintenant si les causes sont tellement différentes, qu'une identité entre les trois choléras soit impossible à reconnaître.

CHOLÉRA SPORADIQUE.	CHOLÉRA DE L'INDE.	CHOLÉRA ÉPIDÉMIQUE.
Substances acres, indigestions, viandes salées, faisandées, porc, certains poissons marinés, œufs de brochet, de barbeau, etc.	Alimentatio essentiellement végétale, kari, épices, aromates en grande quantité, indigestions.	Indigestions, porc, charcuterie, gibier, ragoûts épicés, substances grasses, fromages fermentés, etc.
Prunes, ananas, melon, concombre, fraises, etc.	Fruits non mûrs.	Fruits verds.
Liqueurs froides,	Eau pour boisson	Cidre, acide, eau,

CHOLÉRA SPORADIQUE.	CHOLÉRA DE L'INDE.	CHOLÉRA ÉPIDÉMIQUE
bière, eau de puits, de citerne.	habituelle pendant une alimentation essentiellement végétale	pour boisson après des aliments végétaux.
Excès de table, intempérance.	Excès de table, intempérance.	Excès de table, intempérance.
Action très vive de certains drastiques.	Action trop vive de certains drastiques.	Purgatifs.
Habitation sous un ciel brûlant, dernières chaleurs d'un long été, insolation.	Température élevée	Fortes chaleurs.
Refroidissement subit de la température, humidité.	Refroidissement subit ou relatif de l'air, humidité.	Temps d'orage, variations brusques et considérables de la température, de l'humidité
Accès de colère, terreur subite.	»	Chagrins, colère, terreur, coït.
Indépendamment souvent de la chaleur de l'atmosphère, une indigestion, ou une mauvaise alimentation peut le produire.	Indépendant souvent de la chaleur atmosphérique, une indigestion, ou une mauvaise alimentation peut le produire sans aucune influence atmosphérique.	Indépendant souvent de la chaleur atmosphérique, une indigestion, ou une mauvaise alimentation peut le produire. La cause générale, inconnue, aidée des causes locales, et d'une alimentation relative, peut le développer sans le secours des variations atmosphériques sensibles.

Ces causes, à peu de chose près, absolument les mêmes pour ces trois choléras : essentielles, pour le sporadique et l'indien ; secondaires, si l'on veut, pour l'épidémique, quoique cette qualité puisse être comprise par la généralisation des circonstances ou causes qui peuvent produire l'affection cholérique, ces causes ont pour effet nécessaire, dans tous les cas, une modification morbide de l'économie, qui se traduit par des symptômes indiquant la souffrance à des degrés différents, de l'appareil digestif d'abord, puis, et par sympathie, celle d'autres organes ou appareils.

Ces causes suffisent pour rendre raison des symptômes du choléra sporadique et de l'indien ; pourquoi ne suffiraient-elles pas pour faire comprendre ceux de l'épidémique, qui ne paraissent être qu'une exagération des autres, par l'exagération de la modification morbide ?

Pourquoi ?

Parce que, dira-t-on, en tout temps ces circonstances ont agi, et cependant jamais, en Europe, une augmentation aussi générale des symptômes n'avait été observée.

Qu'est-ce que cela prouve ? Seulement, selon moi, que jamais elles n'avaient agi aussi simultanément, aussi fortement, aussi longuement, sur un ensemble de constitutions aussi considérablement prédisposées par des faits antérieurs ou actuels, par des causes locales aussi actives, aussi puissantes.

Croit-on que, sans le secours de toutes ou de plusieurs de ces causes secondaires, la cause présumée générale du choléra épidémique aurait pu produire des accidents aussi intenses, aussi promptement mortels ? J'en doute, car les faits que ma position exceptionnelle m'a permis de recueillir, et les réflexions qu'ils ont provoquées, semblent prouver que, sans elles, cette x n'eût déterminé que des accidents simples, rarement mortels.

D'après tout ce qui précède, en attendant que cette cause générale puisse être appréciée, et puisque des degrés divers d'une même affection, d'un même ou de plusieurs mêmes appareils, peuvent suffisamment rendre raison de la différence ou de la similitude exagérée des symptômes, ainsi que de l'influence différente d'un même agent thérapeutique principal, l'opium; puisque, en outre, la connaissance de la nature de cette cause générale n'empêcherait pas le cholérique, mortellement atteint, de succomber, pas plus qu'on n'empêche un apoplectique de mourir, quand l'apoplexie a détruit les conditions matérielles de la vie dans le cerveau, quoiqu'on connaisse la raison ou la cause de l'apoplexie, et le meilleur moyen à employer ;

Que lorsqu'un cholérique l'est à un point guérissable, l'observation montre que les mêmes moyens sont à employer dans les trois espèces de choléra, à quelques modifications près ;

Il doit être permis de ne voir dans les trois espèces que des degrés différents d'une même affection, plus ou moins dangereuse selon le degré d'altération organique produite dans l'organisme, ou les appareils organiques souffrants ; et de mettre en doute l'assertion du docteur Furster que la généralité des médecins adoptent. « *Le choléra de notre temps, diffère radicalement du choléra de l'Inde.* »

D'autant plus que les différences qu'il invoque à la page 293 de son ouvrage pour appuyer son opinion, peuvent être expliquées aussi par des différences dans les degrés de la même affection ; et, en effet,

Si dans le choléra moderne, la matière des vomissements, et des gardes robes, se compose *en général* d'un liquide blanchatre, floconneux, semblable à une decoction de riz ;

Si dans les autres choléras, cette matière est bilieuse, jaune, verte, mélée de sang, il n'est pas exact de dire que *jamais* dans le premier elle n'offre, ni *l'apparence*, ni *la nature* de celle-ci. Voyez les symptômes.

Cela serait, du reste, qu'on pourrait le comprendre dans mon sens, en concevant qu'une modification morbide de l'appareil digestif peut atteindre un degré tel, que la secrétion biliaire soit arrêtée, et que l'exhalation intestinale seule puisse s'effectuer, d'autant plus abondante que la congestion abdominale l'est.

Si dans le choléra ancien, des tranchées violentes préparent et provoquent les selles, et les vomissements ;

Si dans l'épidémique, les matières excrétées jaillissent ordinairement sans de grandes tranchées, et même sans douleurs ; si elles s'échappent dans les angoisses d'un relâchement extrême comme par régurgitation ;

J'observerai qu'il n'en est pas toujours de même ; que souvent les malades souffrent autant dans le nouveau que dans l'ancien, que pour lors cette différence n'étant pas absolue perd considérablement de sa valeur, et que ces angoisses, et cette absence de douleur peuvent fort bien être le résultat seulement d'un degré extrême de la lésion morbide commune aux divers choléras. Ne voit-on pas un calme parfait, une absence absolue de douleur suivre la gangrène, interne surtout ? et la gangrène, qu'est-ce autre chose que le résultat d'une modification morbide excessive ?

Si dans le choléra épidémique, la face est noire, le ventre indolore, le pouls nul, la peau glacée ;

Si dans les autres choléras, la face est pâle, le ventre très douloureux, le pouls toujours appréciable, la sensation de la chaleur, âcre mordicante ;

Si l'on arguait de la différence de ces symptômes pour prouver que l'un diffère essentiellement des autres, il ne faudrait pas oublier de dire que, quelquefois sinon souvent, dans le choléra épidémique la face n'est que pâle, le ventre très douloureux, le pouls appréciable, la peau tiède, comme dans les autres choléras ; que dans ces derniers on a vu souvent la face violacée, le ventre peu douloureux, le pouls insensible, la peau très froide, comme dans le choléra épidémique ; que par conséquent les divers choléras prenant réciproquement les mêmes formes symptomatiques, semblent n'être réellement que des degrés divers du même mal ; d'autant plus que l'observation démontre que lorsque l'épidémique ressemble aux autres symptômatiquement, il est comme eux curable par les mêmes moyens ; et que lorsque les autres prennent la forme de l'épidémique ils sont aussi fatalement incurables que ce dernier.

Dans une salle de cholériques, à côté l'un de l'autre et en temps d'épidémie, vous trouverez deux malades présentant l'un, la face seulement pâle, le ventre très douloureux, le pouls appréciable, etc....

L'autre, la face cyanosée, le ventre indolore, le pouls nul, la peau glacée!

Direz-vous que le premier n'est pas atteint du choléra épidémique?

Pour moi, je dirai que les deux malades sont atteints du même mal à des degrés différents.

Quelle énormité anti-physiologique commettrait-on en attribuant l'anéantissement des forces, l'abolition du pouls, le froid visqueux cadavérique, la cyanose de la face et des membres, l'arrêt presque total de la circulation, la conversion du sang en une masse noirâtre, épaisse ; et tout cela souvent dès les premières heures de l'invasion, aux mêmes causes, et à l'affection pathologique des mêmes organes qui moins actives et moins profondes, n'ont parfois pour résultat que la diminution des forces, l'altération du pouls, sa concentration, le refroidissement des extrémités, la pâleur de la face, le simple épaississement du sang?

Je ne vois rien qui s'oppose d'une manière péremptoire à penser que les premiers symptômes sont dûs au plus haut degré d'une modification morbide, dont un degré moins intense se traduit par les seconds.

Quant à la *pleine liberté* des mouvements musculaires, et à *l'intégrité parfaite* de la pensée et du sentiment dont parle le docteur *Furster*, et qu'il dit exister pendant le choléra le plus avancé, j'observerai, d'abord, que cette liberté des mouvements est moins pleine, que cette intégrité de la pensée est moins parfaite, qu'on ne serait porté à le croire d'après la manière absolue de parler de l'auteur cité : que si le cholérique algide peut se mouvoir, ce n'est jamais avec cette pleine liberté d'action musculaire qui a lieu pendant la santé, et surtout que ce pouvoir ne dure pas long-temps.

Que si ce même cholérique peut penser et sentir, ce n'est jamais avec une intégrité parfaite des actes cérébraux et sensitifs, car, à ce degré de choléra un malade est inapte à suivre longtemps une même idée abstraite, et il sent moins nettement que dans l'état de santé les excitations extérieures qu'on met en usage.

Au surplus, un certain degré de liberté des mouvements musculaires et d'intégrité relative de la pensée et du sentiment, n'ont rien d'étonnant dans ces cas extrêmes même, et subits, pour l'anatomo-physiologiste qui connait l'obstacle plus ou moins long-temps infranchissable (*système nerveux ganglionnaire*) existant entre les appareils de la vie végétative, et les grands centres nerveux, ou organes de la vie de relation; obstacle qui isole les premiers des seconds assez bien, et pendant un temps plus ou moins long selon les individualités, pour que les modifications morbides ou autres des uns, ne retentissent dans les autres et n'influencent leurs actions propres que difficilement, peu à peu, et après un certain temps. De telle sorte que si le choléra n'est en définitive que le résultat d'une affection morbide excessive de l'appareil digestif, (et ce que nous allons dire semblerait concourir à le prouver en partie), l'obstacle en question, en empêchant pendant les premiers temps le retentissement, l'extension de cette modification anormale dans les grands centres nerveux (cerveau, moëlle épinière) et les muscles, doit permettre, pendant tout le temps où il n'est pas franchi, l'exercice plus ou moins libre des fonctions de ces derniers organes, où la *pensée*, le *sentiment* et le *mouvement musculaire !*

Nous n'avons donc pas eu tort, ce nous semble, de dire que l'opinion qui donne les trois formes de choléra comme le résultat de degrés différents dans la lésion organique profonde qui en fait le fonds, n'était pas dépourvue de fondement, et méritait d'être discutée et approfondie. C'est aussi la manière de penser de l'auteur de l'article choléra, du *Dictionnaire répertoire général de Médecine*, M. le docteur Ferrus, (page 524), et du professeur Forget qui s'exprime ainsi dans l'*Union médicale* du 13 novembre 1847. « Je maintiens que le choléra de l'Inde ne diffère pas fondamentalement de celui d'Europe, ni le choléra épidémique du choléra sporadique, si ce n'est, je le répète, par la généralité et la gravité des cas. » Pour nous, la question paraîtrait être jugée en sa faveur, jusqu'à ce qu'on ait réfuté cette doctrine autrement que par une négation simplement basée sur une différence apparente des mêmes symptômes ; et si dans le courant de la première partie, nous avons continué à parler comme si nous pensions le contraire, si nous avons relégué ce qui est pour nous la vérité dans une simple note, c'est que nous avons désiré nous conformer à l'opinion générale jusqu'à plus ample informé ; notre but n'étant pas ici de prouver le point principal de cette note, mais seulement, ce que la position exceptionnelle dans laquelle nous nous sommes trouvés pendant le choléra de Toulon, nous a fait entrevoir relativement à l'étiologie.

Note A'. — Quelle peut être cette cause ?

Ou l'infection locale.

Ou l'infection zootique cholérique, dont parle l'auteur du rapport à la page 1303 du Bulletin de l'Académie.

Ou des exhalaisons telluriques.

Ou une modification atmosphérique inconnue et inappréciable dans son essence.

Ce n'est pas l'infection locale, puisque existant depuis longtemps dans certains pays, à Toulon en particulier, elle n'avait jamais pu produire cette maladie. Elle avait bien pu développer des choléras sporadiques se rapprochant beaucoup de l'épidémique, mais jamais en Europe ce dernier caractère n'en avait été le résultat. L'infection locale ne doit donc jouer que le rôle d'une cause secondaire, pouvant aider fortement la cause générale, mais ne pouvant pas se passer d'elle pour faire naître une affection à forme épidémique.

Et cependant, feu Reynaud, chirurgien en chef de la marine à Toulon, dont la pratique était très étendue, m'a assuré que bien avant l'explosion du choléra épidémique à Toulon, il avait rencontré maintes fois des choléras sporadiques, symptômatiquement comparables au premier ; en second lieu :

Depuis l'épidémie cholérique dont l'Europe a été frappée, il est certain qu'on a observé presque toutes les années, dans différentes localités, à Marseille, à Londres, à Cherbourg, à Paris, à Toulon, etc., des cas de choléra rappelant l'épidémique.

Comment expliquer cela ?

Les cas observés par le docteur Reynaud dépendaient-ils d'une cause générale, occulte, assez peu énergique pour n'agir efficacement que sur quelques individus prédisposés outre mesure? ou bien, étaient-ils dûs aux causes locales aidées par des erreurs de régime ou par des vicissitudes atmosphériques contre saison.

Ceux qui se sont montrés depuis l'épidémie ici, ou ailleurs, ont-ils dépendu aussi d'un reliquat de la cause générale occulte, présumée, ou de l'action non douteuse des causes locales toujours présentes et sensibles, aidée par les mêmes causes accidentelles et secondaires, provenant du régime et des phénomènes météorologiques ?

En vérité, en présence de ces faits et de ces causes, l'une présumée, insaisissable, hypothétique, indémontrable, inexplicable dans sa manière d'agir, et résultat de la seule induction ; les autres sensibles, saisissables presque par tous les sens, évidentes, faciles par conséquent à démontrer, et dont la puissance modificatrice, morbide, ne saurait être révoquée en doute par personne, n'est-on pas tenté et pardonnable de ne pas croire à l'existence de la première lors de la réalisation de ces faits, et d'admettre la suffisance des dernières pour leur production avant, pendant, après la période épidémique, et toujours ?

Quant à l'infection zootique qu'on est obligé d'admettre, lorsqu'on n'ignore pas que toute maladie interne surtout et grave, peut fournir des effluves susceptibles de la reproduire, elle ne saurait être cependant donnée comme la cause prochaine, essentielle du choléra épidémique, parce qu'en remontant à l'origine de cette affection, au premier individu qui l'eût, à sa première manifestation, on sent que le mal a nécessairement préexisté à l'infection qu'il peut produire; et qu'il est impossible de pouvoir attribuer cette première explosion à une cause qui n'existait pas avant elle; que par conséquent, ainsi que l'infection locale, celle là doit donc être considérée aussi comme secondaire du fléau, comme un adjudant puissant qu'il faut détruire, sans prétendre annuler ainsi toute chance de choléra. A moins qu'on n'admette, que sur les bords du Gange, et dans les différents pays de l'Asie où cette maladie est endémique, où l'on peut comprendre son développement, indépendamment de toute cause générale, et par l'influence seule des habitudes, des mœurs, du régime, de l'hygiène, des aliments, etc., il ne finisse par se former une somme de miasmes *zootiques* suffisante pour vicier l'atmosphère, localement d'abord, puis généralement par leur formation incessante multipliée, et leur déplacement. (Voir la note D.) Dans ce cas, comme pour la peste, le meilleur moyen pour préserver l'espèce humaine de ces fléaux, serait d'empêcher leur développement là où ils sont endémiques, en détruisant les raisons particulières locales qui leur donnent naissance.

Pour ce qui est des émanations telluriques autres que celles qu'un sol, surchargé d'habitants mal dirigés hygiéniquement, peut et doit fournir, je n'y crois pas, parceque rien ne les a démontrées, et que ce serait raisonner d'après une hypothèse sans fondement que d'établir une étiologie pareille.

Reste la modification atmosphérique inappréciable et inappréciée par la science. Elle doit, comme les émanations telluriques ne pas servir de base à l'étiologie du mal, parceque comme telles rien n'a pu démontrer son existence réelle, et que les qualités sensibles, reconnues, du milieu qui nous entoure, telles que, *fraicheur relative*, *humidité*, *changements brusques de température*, etc., aidées des causes infectieuses locales, et de l'infection zootique provenant des lieux où existe le berceau de l'épidémie d'abord, puis ensuite, de celle formée par les malades qui se déclarent dans une localité quelconque, peuvent à la rigueur suffisamment rendre raison de l'évolution de l'affection.

Cependant, l'admission d'une cause atmosphérique générale, d'une modification pathogénétique du fluide dans lequel l'homme doit vivre, n'a rien d'anti-logique et de contraire aux précédents géologiques connus.

L'homme vit dans un milieu qui n'est pas toujours le même, entouré de circonstances locales diverses, variables aussi ; avec une organisation différente, innée, ou acquise pour chaque individu, agissant et se nourrissant de telle ou de telle manière :

D'où quatre sources, ou causes, ou raisons de maladie :

1° Modification du milieu nécessaire à l'être. *Causes générales.*

2° Puissance des conditions locales. *Causes locales.*

3° Etat actuel de l'organisation; prédispositions individuelles à contracter telle ou telle maladie. *Causes individuelles.*

4° Modification organique dépendant des actes ou de l'alimentation. 2° série *des causes individuelles.*

Les épidémies dont les causes ne sont pas sensibles, comme le choléra, nécessitant l'admission d'une influence morbide générale, il est à présumer qu'une modification anormale du milieu nécessaire à la vie de l'homme s'est effectuée, et a concouru à l'évolution de l'épidémie cholérique, et que cette dernière comme tout autre du même genre, a été, abstraction faite pour un moment de l'action des causes locales et individuelles, le résultat nécessaire de ce changement accidentel, ou amené par le temps.

Cette modification quelle est-elle pour le choléra ?

Nous l'ignorons.

Mais si nous admettons avec le docteur Furster, (page 279 de l'ouvrage cité), que des influences cosmiques, extraordinaires, simplement accidentelles selon lui, en outre, inévitablement produites dans le temps par l'âge du monde, selon nous.

Que certaines affections, les catarrhales, par exemple, qu'on ne voyait jamais jadis que sous les formes sporadiques, ou endémiques, règnent très souvent aujourd'hui épidémiquement.

Que l'admission de ces mutations atmosphériques par le temps, ne doit pas être considérée comme une vaine hypothèse, quand on n'ignore pas que les conditions d'existence sont aujourd'hui différentes de celles qui existaient au commencement du monde, seulement même à l'époque où nos connaissances géologiques permettent de remonter; et que si elles ont changé depuis lors à maintenant, il n'y a pas de raison pour qu'elles ne continuent point à le faire lentement encore, et toujours, que si les affections catarrhales règnent dans ces temps-ci épidémiquement, c'est que tout le monde s'accorde à penser et à sentir, que, quelle qu'en soit la raison, il existe dans l'atmosphère d'une manière presque permanente, une cause de ces affections, qui n'existait qu'accidentellement, et localement autrefois, *un refroidissement marqué du milieu ambiant où l'homme vit.*

Peut-être parviendrons-nous à connaître de cette cause générale tout ce qu'il nous importe de savoir, c'est-à-dire que cette condition atmosphérique nouvelle, consiste principalement en un refroidissement relatif, surtout dans la saison chaude; pouvant comme tous les refroidissements accidentels ordinaires, déterminer une modification morbide intestinale, mais aussi indépendante de nous que les lois générales qui régissent le monde, et notre terre en partiulier.

Une fois cela reconnu et admis, ainsi que notre impuissance à écarter l'influence de la cause générale, il faudra bien se borner à conseiller les moyens propres pour résister à la qualité appréciable de cette modification atmosphérique constituant la cause inconnue de l'épidémie, *refroidissement relatif*, *ou absolu*, *du milieu ambiant;* ce qui ressort aussi des leçons de l'expérience; et surtout à nous occuper des causes locales et individuelles immédiatement sous notre dépendance, que nous pouvons écarter plus ou moins complétement, et fructueusement, et qui, d'après les corollaires de notre travail, donnent à l'épidémie cholérique, ou ont donné, au moins à celle de Toulon, toute sa gravité.

Tachons cependant d'aller plus loin, si c'est possible, en ne pas sortant des exigences d'une induction logique.

Outre les vicissitudes et les modifications atmosphériques dont nous venons de parler, existait-il dans le milieu aërien quelqu'autre condition nouvelle incompatible avec l'existence normale? Je l'ignore, mais la qualité épidémique du mal porterait à penser qu'il en existait une, que rien n'a pu faire découvrir, bien qu'elle ait donné au fléau, le cachet particulier qui le caractérisa.

Toutefois, comme cet x a échappé aux moyens précis d'analyse que la science actuelle fournit, on doit reconnaître, 1° que, dès lors, cette inconnue ne peut provenir que de ce que nous savons être aussi en dehors du pouvoir des mêmes moyens, c'est-à-dire, que d'un état particulier de l'électricité atmosphérique, de ce principe moteur, commun universel, si puissant, si peu connu pourtant dans son essence, et dans son action immédiate sur les êtres vivants; état particulier de cet agent mystérieux pouvant modifier anormalement, ces êtres directement ou indirectement, en déterminant la formation de combinaisons extraordinaires, anti-vitales, des corps simples que l'atmosphère renferme naturellement, ou qui se mêlent à elle dans certains lieux, dans certaines circonstances, et sous l'empire de certaines conditions de nous ignorées; combinaisons que nos moyens endiométriques connus sont aptes à décomposer, mais non à reformer, ou à conserver d'une manière sensible.

2° Que, puisque à Toulon du moins, cette cause générale a paru non suffisante pour produire la mort; qu'elle serait dans tous les cas, même si nous la connaissions, totalement indé-

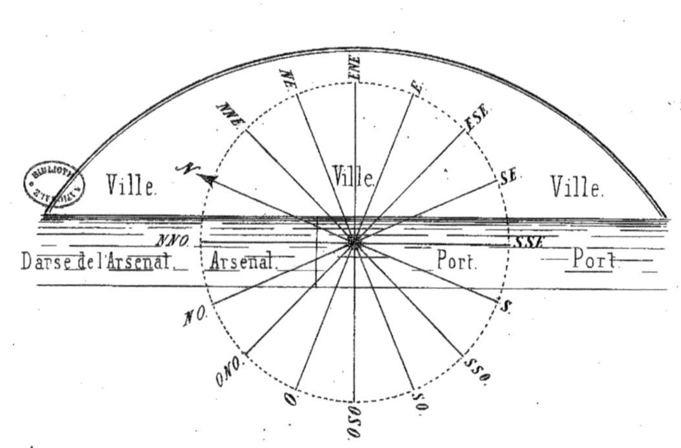
Ville.
Ville.
Ville.
N
NNE
NE
ENE
E
ESE
SE
NNO.
SSE
Darse de l'Arsenal.
Arsenal.
Port.
Port
NO.
S.
ONO.
SSO.
O.
OSO.
SO.

pendante de nous, sa recherche et sa connaissance nous importent moins que l'étude et l'appréciation positive des causes locales, des prédispositions, qui rendent plus qu'elle le mal mortel, et contre lesquelles nous sommes tout puissants.

NOTE B. — Quelques personnes ont dit et imprimé que les vents régnants ne dirigeaient pas les exhalaisons du port sur la cité !

Je ne puis pas mieux répondre à cela qu'en joignant à ce travail, le gisement de la ville et de ses darses, et en faisant connaître le résultat des observations anémométriques que tout le monde peut faire et contrôler. (*Voir la figure ci-contre.*)

Les vents régnants sont les vents d'O. et de N. O., et en été, dans les belles journées, les vents de la mer, c'est-à-dire de S. E., de S., de S. O., d'O. et enfin de N. O.; c'est-à-dire encore, que dans ces beaux jours une faible brise règne toute la journée; elle commence à souffler au soleil levant du S. E., puis elle suit le mouvement diurne de cet astre; elle passe au S., puis au S. O., enfin à la fin du jour, à l'O. et au N. O. Les vents de N., de N. E. et d'E., sont rares et n'ont ordinairement lieu que lorsqu'il fait mauvais temps, dans les journées d'orages, de tempête, de pluie, ce qui est peu commun dans cette partie de la Provence.

Que l'on voie d'après ce qui précède, si je ne dois pas être étonné de me trouver en opposition avec les honorables confrères qui, comme moi, ont écrit sur la matière.

NOTE B'. — Relativement à la manière dont j'apprécie la puissance des causes locales à Toulon, on m'a opposé l'opinion du docteur R****, chirurgien en chef de la marine, formulée par lui en ces termes :

« Tout concourait à inspirer aux Toulonnais la plus profonde sécurité, et à leur persuader qu'ils étaient refractaires à l'infection cholérique. Ils semblaient dire : comment cette maladie pourrait-elle se développer sous une température aussi douce, dans une ville aussi bien aérée, arrosée par 200 fontaines, battue souvent par le N. O. qui purifie l'atmosphère, et porte au loin tous les miasmes qui pourraient altérer la pureté de son beau ciel? Dans une ville qui ne connait aucune affection endémique, où les maladies graves sont peu fréquentes, et qui offre toutes les garanties de salubrité! »

Eh bien! si les préceptes de l'hygiène ne sont pas de pures niaiseries auxquelles on ne doit ni croire, ni penser, et si les épidémies sont dues à une altération quelconque du milieu dans lequel l'homme est obligé de puiser les conditions de son existence, il convenait d'écrire au contraire : « Tout aurait dû concourir à inspirer aux Toulonnais la plus raisonnable appréhension et leur persuader qu'ils seraient bientôt victimes de l'infection cholérique. » Ils auraient dû dire : « Pourquoi cette maladie tarde-t-elle si long-temps de se développer parmi nous? Dans une ville si mal aérée, arrosée par 200 fontaines à la vérité, mais transformées en ruisseaux découverts, d'immondices, d'ordures et de puanteur; dans une ville qui présente non seulement autant, mais bien plus que d'autres, des affections graves, et où l'abondance des autres maladies n'est certainement pas en défaut? Dans une ville *qui n'offre aucune garantie de salubrité?* »

Car, enfin, telle est la vérité!

Qu'un médecin impartial aille, un livre d'hygiène publique en main, visiter cette prétendue ville *modèle* selon l'auteur cité, et j'avouerai que je n'ai que des idées fausses sur cette partie des sciences médicales, s'il trouve chez elle, *toutes les garanties de salubrité!*

Qu'entend-on par là, en effet?

Les garanties de salubrité pour une ville, ne sont-elles pas données par une population relative à l'espace qu'elle occupe?

Par des rues larges, droites, dirigées selon les vents régnants?

Par le défaut d'humidité, d'exhalaisons fétides, permanentes, de mares exhalantes, d'obstacles à la circulation de l'air ?

Par l'absence de ces grandes réunions d'hommes malheureux, dont l'entassement fait souvent naître les conditions des maladies infectieuses ?

Ne sont-ce pas là les garanties les plus certaines pour la salubrité d'une cité ?

Eh bien ! Toulon les présenterait-il au médecin qui la visiterait comme inspecteur d'hygiène publique ?

Ce qu'il lui présenterait, le voici ! D'abord, une population plus du double trop nombreuse relativement à son étendue ! Des rues étroites, souvent tortueuses, formées par des maisons très hautes, rarement dirigées dans le sens des vents régnants ! Une ceinture de remparts trop élevés, et *ensevelissant la population dans un espace trop étroit*, vérité textuellement extraite du rapport du docteur Bally, page 1308 du n° 31 (août 1846) du Bulletin de l'Académie. Comme conséquence nécessaire de toutes ces mauvaises dispositions, une grande difficulté pour le renouvellement d'un air vicié constamment, jour et nuit, toujours par les causes ci-après relatées :

1° Un certain degré d'humidité entretenu par les mille ruisseaux découverts qui roulent incessamment vers le port une eau fétide, avec laquelle les habitants arrosent les rues et les trottoirs, comme pour faciliter le dégagement des miasmes malfaisants qu'elle tient en dissolution ;

2° Des exhalaisons continuelles susceptibles d'altérer l'air le plus pur, provenant de ces ruisseaux qui, j'oubliais de le dire, ne contiennent souvent plus en été assez d'eau dans beaucoup de rues, pour porter jusqu'au port les ordures sans nombre dont ils sont pleins, et qui stagnent ainsi au devant des maisons ;

D'une vaste mare infectante, le port, receptable de toutes les ordures, de toutes les saletés, de toutes les matières fécales de la cité, où l'eau douce des ruisseaux est incessamment mélangée à l'eau salée, dont la présence et la nocuité sont décélées par la sensation pénible que l'odorat procure à ses abords, surtout en été, et par un temps chaud ;

3° Par l'excédant extrême de la population ;

4° Par quatre hôpitaux, l'hospice civil, l'hôpital de la marine, l'hôpital militaire et celui du bagne ; lesquels, quoique administrés et tenus très bien, ne peuvent pas cependant être comptés pour rien dans l'appréciation des causes altérantes de l'atmosphère toulonnaise ;

5° Enfin, et pour que rien ne manque, par une réunion de 4000 condamnés forcément mal nourris, mal vêtus, entassés jusqu'à l'asphyxie pendant la nuit, dans des salles ou pontons bien tenus sans doute, mais non suffisamment grands, et présentant endémiquement, le *scorbut*, les *scrophules*, la *phthisie tuberculeuse* et le *typhus*.

A côté de cela on trouvera bien à Toulon, une température douce, un vent dominant de N. O, qui pourrait purifier l'atmosphère si elle était purifiable, et un beau ciel.

Mais si le médecin que nous supposons à la recherche des conditions de salubrité ou d'insalubrité de ce lieu, observe qu'une température douce, chaude même, comme elle l'est ordinairement dans cette partie de la Provence, ne peut que permettre plus facilement la fermentation putride des ordures dont cette ville abonde, et le dégagement des gaz malfaisants qui en résultent ; qu'un beau ciel ne saurait compter parmi les garanties de salubrité, puisque des contrées jouissant d'une température bien plus douce, d'un ciel bien plus constamment beau que la Provence, l'Egypte, les colonies, par exemple, sont affligées et dévastées incessamment par la *lèpre*, l'*éléphantiasis*, la *peste*, la *dyssenterie*, la *fièvre jaune* et les *fièvres intermittentes pernicieuses*.

Qu'un vent dominant ne saurait assainir une cité qu'autant que les foyers d'infection qu'elle présente ne dégagent des exhalaisons malfaisantes que pendant un certain temps, et lorsqu'il souffle de manière à pousser au dehors, et non sur elle-même, ces miasmes insalubres ; que dans le cas contraire le calme serait à préférer à des vents agissant sur un foyer permanent d'émanations morbifiques les dirigeant sur la ville, mettant ainsi les habitants en rapport dans un temps donné, avec une plus grande somme de ces agents altérants.

Si, disons-nous, ce médecin, après avoir vu et apprécié ce qui est, et fait les observations précitées, était mis en demeure de se prononcer sur les garanties de salubrité de Toulon, pourrait-il ne pas être étonné de l'étrange préoccupation qui a fait imprimer *que cette ville les présentait toutes ?*... Et ne serait-il pas tenté de penser que je n'ai pas été trop loin en appréciant ainsi que je l'ai fait, l'influence locale sur la léthalité du fléau ?

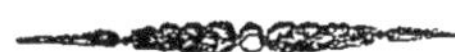

NOTE C. — Je sais que l'on a voulu diminuer la valeur des causes locales, des foyers d'infection surtout, en citant les vidangeurs qui, à Paris, dit-on, ont offert moins de malades qu'on ne s'y serait attendu, et la voirie de Montfaucon autour de laquelle il n'y a presque point eu de cholériques. Mais, les vidangeurs ne sont pas constamment soumis aux émanations fétides, comme le sont toujours, incessamment, à toute minute, les habitants des villes malsaines, de Toulon, et de Marseille par exemple. Le temps qu'ils passent en dehors de l'influence de ces émanations étant beaucoup plus long que celui pendant lequel ils subissent leur action, il doit en résulter qu'une modification morbide, anormale au moins, ne doit pas être permanente, comme l'est celle qui est la suite, pour les Toulonnais ou autres citadins, de l'action incessante sur eux des exhalaisons fétides, et des causes viciantes de l'air de leur cité, qui ne cessent jamais d'être, et de les influencer.

Quant à Montfaucon, je laisse MM. Pollinière, Troliet et Bottex, médecins de Lyon, (*Rapport sur le choléra de Paris*, pag. 18.), répondre à cette objection : « Les émanations qui s'élèvent sans cesse de ces grands dépôts de matières en putréfaction, placés dans des lieux écartés, se perdent dans l'air.

6.

Il est probable que si elles avaient été concentrées dans des lieux habités, et renfermées comme dans le centre de la cité, elles auraient prêté leur influence nuisible au principe inconnu qui produit le choléra. »

Cela est hors de doute pour qui n'ignore pas les circonstances les plus favorables au développement de la maladie cholérique, appréciées par tous les observateurs.

Note D. — On a remarqué, et le docteur Furster entre autres l'affirme dans son ouvrage cité, que « *les grandes épidémies partent constamment de l'Orient.* » (Page 306).

Pourquoi ?

Si j'en juge par ce que je connais de l'Asie, je dirai que la raison en est dans la détestable hygiène publique suivie par les nations orientales.

Toutes les causes des maladies endémiques, graves, à physionomie épidémique, se trouvent réunies dans ces pays, à un tel point, qu'on n'est pas étonné, par exemple, que la peste y règne, y soit née, mais qu'elle y cesse ! Les miasmes morbifiques propres à ces contrées, unis aux effluves, aux *semina* provenant des maladies endémiques, graves et étendues qu'ils provoquent, ne peuvent-ils pas donner à l'air des qualités *infectieuses* susceptibles de faire naître ailleurs des modifications organiques morbides relatives, ou absolument semblables à celles qui ont fourni ces effluves, ces *semina*, ou qui ont été développées par ces miasmes ; comme il arrive pour les foyers d'infection existant dans nos contrées, et dont le pouvoir *infectieux* de l'air est reconnu de tout le monde ?

Si ces miasmes et ces effluves sont assez nombreux pour rendre *infectieuse* une grande portion d'air ; et s'ils se renouvellent constamment pendant un temps suffisamment long pour agir sur la constitution atmosphérique générale, ne pourrait-on pas comprendre et admettre que la prédominance du vent d'E., avant et pendant l'épidémie cholérique, était nécessaire pour amener dans nos contrées les conditions miasmatiques indispensables pour donner la forme épidémique et cholérique, aux affections intestinales, qui sans elles n'eussent présenté sous l'influence des vicissitudes atmosphériques observées pendant l'épidémie, que des symptômes moindres d'une même lésion du système digestif? que des choléras ordinaires?

Ceci se rattacherait au fait général que les grandes épidémies partent constamment de l'Orient.

. Que la grande distance qui nous sépare des régions asiatiques infestées, ne soit pas donnée comme un obstacle suffisant pour empêcher la transmission des miasmes, et l'infection plus ou moins générale de l'atmosphère. A cinq pieds du sol ces distances paraissent immenses, et il semble ridicule de penser qu'elles puissent ne pas être insurmontables, mais si on s'élevait dans l'air assez haut pour appercevoir les deux extrémités d'un diamètre terrestre, ou tout au moins le centre de l'Asie et celui de l'Europe, on comprendrait facilement le transport aisé et prompt de ces miasmes d'un lieu dans un autre, par le déplacement dans un même sens des masses d'air formant l'atmosphère particulière de chaque pays, de chaque ville, de chaque royaume.

NOTE E. — A la page 288 de son ouvrage déjà cité, le docteur Furster me semble avoir mal apprécié l'influence des deux fleuves qui coulent à Lyon. Car, au lieu de *salir l'atmosphère lyonnaise*, ainsi qu'il le suppose, *par leurs brouillards épais et leurs exhalaisons fétides*, ces deux grands courants d'eau l'assainissent, puisque, comme il le dit, *ils sont le réceptacle général de toutes les immondices de cette cité manufacturière*, qu'ils emportent au loin, et qu'ils empêchent de vicier cette atmosphère comme ils le feraient si, immobiles comme les eaux des ports de Toulon et de Marseille, ils permettaient ainsi l'échauffement de ces eaux, la fermentation de ces immondices et l'exhalaison permanente dans un même lieu, comme à Marseille et à Toulon, des miasmes nés de cette fermentation. Rien de tout cela ne peut avoir lieu dans les eaux des fleuves de Lyon, toujours mobiles, fuyant rapidement, et jamais assez chaudes pour permettre instantanément une fermentation putride, malfaisante.

Un coup-d'œil sur la topographie des deux grandes villes, Paris et Lyon, que le docteur Furster compare à la même page, pour trouver étonnant que Paris ait eu le choléra, et que Lyon en ait été exempté, rend, selon nous, facilement raison de cette différence, et prouve que nous avons eu raison d'avancer que les causes locales les plus malfaisantes sont les foyers d'infections permanents, produits par les matières fécales, les résidus végéto-animaux des ménages, les immondices et ordures de toute espèce.

Paris n'a qu'un fleuve qui le traverse à peu près par le milieu.

Lyon en a deux qui le divisent en trois parties à peu près égales.

A droite et à gauche de la Seine sont les quartiers les plus beaux, les plus riches à quelques exceptions près. Loin du fleuve sont les faubourgs les plus peuplés, les habitants les moins riches, les ouvriers les plus misérables.

A Lyon, au contraire, les quartiers les plus éloignés des fleuves sont les mieux bâtis, les moins habités; et c'est dans la partie embrassée par le Rhône et par la Saône, qu'on rencontre les maisons les plus hautes, les rues les plus étroites, la population la plus agglomérée; en sorte qu'à Paris, ce n'est pas la masse la moins à l'aise qui reçoit l'influence bienfaisante du cours d'eau, rendue telle par le déplacement continuel de la portion d'air qui l'entoure, et des matières fermentescibles susceptibles de vicier cet air, tandis qu'à Lyon, ce sont les quartiers et la population qui en ont le plus besoin qui sont à portée de recevoir des deux fleuves cités les avantages qu'ils peuvent prouver sous le rapport de l'assainissement du *pabulum vitæ*.

Paris a une population de près d'un million.

Lyon présente à peine cent cinquante à deux cent mille âmes.

L'humidité générale de Paris, est bien plus considérable que celle de Lyon.

Si donc nous récapitulons les causes générales de maladies, ou de viciation de l'air pour les deux grandes villes, nous trouverons, pour Paris, une popnlation exubérante pouvant être nuisible à elle-même par sa quantité seule; une humidité presque constante; l'influence d'une plus grande quantité d'immondices et d'ordures sur son atmosphère.

Pour Lyon, une population moins exubérante, moins nombreuse, moins nuisible par conséquent, une humidité moins grande.

Presque pas d'influence sur son atmosphère par les immondices, les ordures, les exhalaisons individuelles même, à cause de la possibilité de leur transport continuel au loin, par les deux grands cours d'eau qui coulent dans son milieu; et du renouvellement continuel aussi, de cet atmosphère par les vents, et l'action constante de ces cours d'eau.

C'est-à-dire que Lyon, d'après ce que notre position exceptionnelle nous a fait penser de Toulon, n'a pas, comme cette dernière ville, les causes locales principales de viciation de son air, de prédisposition au choléra.

Que Paris n'en est pas exempt autant que Lyon.

Que par conséquent il n'est pas étonnant que Lyon n'ait pas eu une maladie, pour le développement de laquelle il est nécessaire que certaines causes locales qu'il ne présente pas, agissent.

Et que l'immunité que cette ville a présenté, coïncidant avec l'absence de ces causes, est une preuve nouvelle, à ajouter à toutes celles que nous avons données, pour établir qu'à Toulon la gravité du choléra a été produite, non par l'énergie seule de la cause générale, mais par l'intensité de ces causes locales, toujours agissantes, toujours au summum possible de leur puissance dans cette localité.

NOTE F. — Les fosses inodores dont on se sert à Grasse et dans tout son arrondissement, sont de simples barils à large bonde à l'une de leurs extrémités, bouchées d'un tampon de bois, placés au plus haut des maisons, d'un prix très modique, et à la portée de tout le monde ; que les propriétaires font transporter à leur campagne une ou deux fois par semaine ; et dont ceux qui ne possèdent aucune terre, se font un revenu en les vendant aux possesseurs des terrains qui n'en ont jamais assez.

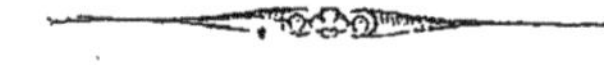

NOTE G. — 36,000 émigrations eurent lieu, d'où 36,000 secrétions, exhalaisons, excrétions par jour de moins dans la ville !

Sur quoi tout cela a-t-il plus particulièrement agi ?

Sur l'atmosphère locale, la modification morbigène présumée de l'atmosphère commune restant toujours la même.

Or, si l'émigration a influencé en bien l'épidémie, si elle lui a fait perdre de sa gravité, de sa tenacité en agissant sur les causes locales, en les rendant moins actives, la cause générale restant la même (et cela parait hors de doute, puisque maintes récidives ou recrudescence du mal ont été observées par la rentrée des émigrés), c'est une nouvelle preuve à ajouter, à toutes celles que je rapporte dans le corps de mon travail, pour prouver que le danger de l'épidémie n'était pas dans la cause générale, mais seulement dans ces causes locales.

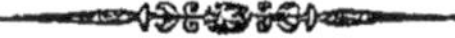

NOTE H. — Je n'ai jamais eu l'idée d'attribuer le petit nombre de malades à bord du vaisseau, et la guérison des deux cholériques que nous eûmes, à « *l'immense ventilation qui a constamment lieu dans une rade aussi vaste que celle de Tou-*

lon. » Ainsi que parait le supposer M. le rapporteur, page 1302, mais bien à *l'éloignement des causes locales, et au défaut de prédisposition des habitants du vaisseau par ces causes*, à l'action desquelles ils avaient cessé d'être soumis pendant deux ans et plus qu'avait duré leur absence de Toulon ; et comme conséquence logique des deux cas peu intenses observés à bord, *au peu d'énergie de la cause générale qui les produisit seule.*

L'équipage du vaisseau subissait l'acton de la cause générale, et non celle des causes locales, cela est évident ; il y eut à bord peu de malades, et ceux qui le furent présentèrent ce degré de choléra qui a été reconnu curable, et ils guérirent, donc la cause spécifique seule ne pouvait pas produire ordinairement la mort ! Je ne crois pas qu'on puisse conclure autrement.

Quelques individus furent bien, dans les premiers jours, soumis à l'action des causes locales, ce furent les matelots qui allaient le matin dans la darse principale de Toulon, pour prendre des provisions et la correspondance. Les autres hommes de l'équipage de.cendaient à terre, mais c'était au Lazareth, loin par conséquent de l'influence des causes locales puisque ce lieu est à 4 milles environ de la ville. L'envoi des canots à Toulon, cessa par suite des observations que je fis au commandant, et chose remarquable, ce ne fut pas, plus tard, ceux qui avaient été immergés accidentellement dans l'atmosphère toulonnaise qui eurent le choléra, mais bien ceux qui n'avaient touché terre qu'à la quarantaine ! Ce qui fait supposer que, vu leur prédisposition ou aptitude à être modifiés morbidement par la cause spécifique du choléra, ces hommes auraient eu un degré bien plus fort de la maladie s'ils avaient été soumis en même temps, et à cette cause spécifique, et aux causes locales existant en ville.

Quant à la ventilation que subissait le vaisseau, il est plusieurs observations à noter. Ou, la cause prochaine, essentielle du choléra, consistait en une modification particulière de l'atmosphère existant partout, dans le nord, comme dans le midi, au levant comme au couchant, et alors la ventilation ne pouvait rien enlever, atténuer, neutraliser de cette cause! Bien au contraire, dans ce cas elle eût été un moyen de remplacer à chaque instant une cause affaiblie, par une autre plus active; ou mieux, de mettre les individus en rapport dans un temps donné avec une plus grande somme de cette influene morbifique.

Ou, cette cause dépendait d'un empoisonnement atmosphérique produit par les émanations des vastes contrées de l'Inde où règne le choléra; dans cette supposition les vents du couchant seuls, auraient pu assainir l'atmosphère de la rade et du vaisseau; tandis que les vents du levant qui furent dominants, n'auraient pu que faire passer sur le navire, une plus grande quantité de ces effluves, et rendre l'air plus malfaisant! La ventilation ne produit de bons effets qu'en chassant au loin les exhalaisons altérantes d'une localité, mais elle ne saurait rien faire sur une cause malfaisante existant partout dans l'atmosphère.

FIN,

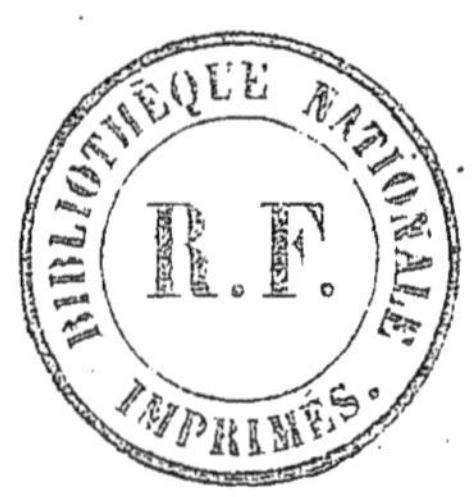

www.ingramcontent.com/pod-product-compliance
Ingram Content Group UK Ltd.
Pitfield, Milton Keynes, MK11 3LW, UK
UKHW021006200726
13857UKWH00004B/1313